絨毛性疾患取扱い規約

The General Rules for Clinical and Pathological Management of Trophoblastic Diseases

2011年7月

第3版

日本産科婦人科学会・日本病理学会 編

July 2011（The 3rd Edition）
Japan Society of Obstetrics and Gynecology
The Japanese Pathological Society

金原出版株式会社

改訂第3版　序

「絨毛性疾患取扱い規約」（以下，本規約と略）は，1988年に初版（本規約作成委員会：竹内正七委員長），1995年に改訂第2版（本規約改訂委員会：半藤保委員長）が刊行され，そしてここに改訂第3版を上梓する運びとなった。

　絨毛性疾患は，その発生母地であるトロホブラストが備えている特殊な性格もあり，病態の解釈が必ずしも国際的に統一されていないため，その分類・定義なども各国独自の基準が設定されているのが現状である。本邦においては，日本産科婦人科学会ならびに日本病理学会の承認を得て，絨毛性疾患の病態に対する本邦の見解ならびに蒐集された多数の症例の解析結果に基づいて，分類・定義・診断基準を定めてきた。加えて，本規約は実際の臨床における診療指針としても資するものになっており，それにより，国内においては同じ基準のもとで診断・治療・管理がなされ，絨毛性疾患の発生状況や治療成績などの比較・評価が行われてきた。
　しかし，1995年の改訂から10年以上が経過し，その間の超音波断層法をはじめとする画像検査機器の進歩と診断技術の向上，human chorionic gonadotropin（hCG）測定法の進歩あるいは遺伝子診断法の発展などに伴って，臨床の実際とそぐわないいくつかの点が指摘されてきた。加えて，「FIGO 2000 staging and risk factor scoring system for gestational trophoblastic neoplasia」が提言され，改めて国際的な基準のもとで絨毛性疾患の診断・管理を行うことが求められてきた。さらに，epithelioid trophoblastic tumor や quiescent gestational trophoblastic disease など，絨毛性疾患としての新しい疾患概念も提唱されてきた。
　そのような理由から，2009年2月，日本産科婦人科学会の中の専門委員会の一つである婦人科腫瘍委員会（委員長：小西郁生，2009年4月からは櫻木範明）は本規約改定委員会（委員長：田中忠夫）を設け，本規約の内容を見直し，改訂することになった。

　改訂第3版（以下，本版と略）におけるとりわけ重要な改訂点は，改訂第2版では懸案事項とされた胞状奇胎の診断基準である。すなわち，今までは囊胞化絨毛の大きさが短径2 mm以上か・以下か，囊胞化が全絨毛に及ぶか・部分的かなど，組織学的所見で確認することが望ましいとしつつも，原則的には肉眼的所見によって胞状奇胎の診断，あるいは全胞状奇胎と部分胞状奇胎の鑑別診断がなされてきた。しかし，胞状奇胎囊胞がこのような大きさとして肉眼的に認められるのは，妊娠の10週頃以降であることが多い。しかるに近年では，解像度の高い超音波断層機器の使用により，異常妊娠の診断時期が早まっており，大部分の胞状奇胎はそれが疑われていても，疑われていなくとも，おそらく妊娠8〜9週頃までの1st trimester早期には流産あるいは異常妊娠として捉えられ，処置されている。したがって，妊娠10週頃以降での所見に基づく肉眼的な診断基準はもはや適切ではなくなってきた。加えて，胞状奇胎の遺伝子検査ならびに imprinting gene product（$p57^{Kip2}$，TSSC3）の免疫組織化学的検査により，従来の基準で診断された全胞状奇胎あるいは部分胞状奇胎の

中には誤りがあることも明らかになってきた。そこで本版では，胞状奇胎の診断は肉眼的所見ではなく組織学的所見に基づくこととし，免疫組織化学的検査あるいは遺伝子検査で確認することが望ましいとした。この診断基準の改訂により，全胞状奇胎と部分胞状奇胎，あるいは水腫様流産を確実に鑑別することができ，ひいては適切な胞状奇胎後の管理により続発性疾患発症の早期発見あるいは予防に繋がるものと思われる。

　第2の重要な改訂点は，epithelioid trophoblastic tumor（ETT：類上皮性トロホブラスト腫瘍）を絨毛性疾患の中の一つとして分類したことである。ETTは稀な疾患であるために現時点では病態や臨床的性格の全容は必ずしも明らかにされていないが，intermediate trophoblast由来の腫瘍であることを鑑みて，本版では国際的にも先駆けて絨毛性疾患の範疇に組み入れた。これにより，絨毛性疾患地域登録において症例が集積され，ETTの病態解明が進展することが期待される。

　第3の重要な改訂点は，存続絨毛症の診断に際して使用される「胞状奇胎娩出後のhCG値の減衰パターンの分類」についてである。胞状奇胎娩出後の期間（週数）とhCG値の減衰状態を合わせて作成されるこの識別曲線は，本邦において蓄積された症例の解析結果から導き出されており，また，hCGの検出感度の良し悪しも関与している。したがって，本規約でも初版，改訂第2版とその時代にそぐうものになっていたが，本版では，本邦の新しい研究結果と国際的な趨勢に基づいて，改訂第2版では20週とされていた最終のチェックポイント時点を24週に変更した。これにより，20週時点で従来の判別線を上回っていても（カットオフ値以上）治療が不必要な症例を抽出することができる。

　以上が分類・診断基準に関する大きな改訂点であるが，その他にもいくつかの点を見直しており，詳細は本文を参照していただきたい。

　近年，絨毛性疾患，中でも侵入胞状奇胎や絨毛癌に遭遇する機会が減ってきていることもあり，胞状奇胎を含めたそれらの診断・取り扱いに困惑・難渋する産婦人科医や病理医も少なくないと思われ，本規約の改訂に際しては，分類・定義・診断基準の改訂に加えて，臨床における診療指針としても有用なものとなるように心がけた。すなわち，絨毛性疾患の取り扱い方，化学療法などについては，EBMに基づき，妥当性・コンセンサスが得られなくなってきた事項を見直し，現時点における国際的にも標準的な管理・治療法を記した。また，phantom hCGなどを理解するために，hCGとその測定法についても詳述した。

　本版は，日本産科婦人科学会ならびに日本病理学会から推薦された別項に示す改訂委員会委員による5回にわたる検討会議，日本絨毛性疾患研究会役員による検討，そして第28回日本絨毛性疾患研究会学術集会（2010年9月30日，熊本市）における本規約改訂についてのコンセンサスミーティングを経て作成されたものである。

平成23年7月

　　　　　　　　　　　　　　　　　日本産科婦人科学会
　　　　　　　　　　　　　　　　　絨毛性疾患取扱い規約（改訂第3版）改訂委員会
　　　　　　　　　　　　　　　　　　　委員長　田中　忠夫

絨毛性疾患取扱い規約 第3版 改訂委員会委員

（ABC順，＊は小委員長）

委員長
　　田中　忠夫

日本産科婦人科学会委員
　　青木　陽一，　井箟　一彦＊，　片渕　秀隆＊，　加藤　秀則，
　　木原　真紀，　吉川　史隆，　工藤　美樹，　増崎　英明，
　　松井　英雄＊，　三浦　清徳，　大場　隆，　佐村　修，
　　佐々木　茂＊，　佐々木　康，　塩田　敦子，　碓井　宏和，
　　和氣　德夫，　山本　英子，　柳田　聡，　矢内原　臨

日本病理学会委員
　　福永　眞治＊，　本山　悌一，　永井雄一郎，　坂本　穆彦

日本絨毛性疾患研究会役員

（ABC順）

　　青木　大輔，　堂地　勉，　藤本征一郎，　後藤　節子，
　　半藤　保，　畑　俊夫，　秦　利之，　稲葉　憲之，
　　井坂　恵一，　石丸　忠之，　嘉村　敏治，　金山　尚裕，
　　川名　尚，　小西　郁生，　丸尾　猛，　峯岸　敬，
　　宮崎　康二，　望月　眞人，　永田　行博，　中山　裕樹，
　　野田起一郎，　岡村　均，　大濱　紘三，　齋藤　滋，
　　櫻木　範明，　佐藤　郁夫，　生水真紀夫，　相馬　廣明，
　　杉山　徹，　高見澤裕吉，　高山　雅臣，　田中　憲一，
　　寺川　直樹，　寺尾　俊彦，　友田　豊，　梅咲　直彦

改訂第2版　序

　1993年，日本産科婦人科学会専門委員会の一つである婦人科腫瘍委員会（委員長　寺島芳輝，1994年から　杉森　甫）は，絨毛性疾患取扱い規約改訂小委員会を設け，臨床の実際と合わなくなった絨毛性疾患取扱い規約の内容の一部を改訂することになった。そこで小委員会は，日本産科婦人科学会会長を通じて日本病理学会に委員の推薦を依頼し，正式に絨毛性疾患取扱い規約改定委員会を発足させた。

　絨毛性疾患取扱い規約改訂委員会は，2年間に亘り4回の全体委員会，4回の臨床系委員会（小委員長　西谷　巌），4回の病理系委員会（小委員長　山口和克），計12回の熱心な委員会討議を重ね，かつ関連する多くの研究者の意見を参考に，改訂案の作成を行った。

　今回の主な改訂内容は，1994年にWHOの組織学的分類が一部改められたこと（Scully RE et al. Histological typing of female genital tract tumours. Second ed. International Histological Classifications of Tumours, WHO, Springer-Verlag, Berlin, Heidelberg, 1994）に合わせて，病理学的分類にPlacental site trophoblastic tumor, Exaggerated placental siteおよびPlacental site nodule and plaqueをつけ加えたこと，最近進歩の著しいhCG測定法に関連した胞状奇胎娩出後のhCG値の推移パターン，絨毛癌化学療法の直接効果判定基準などを書き改めたこと，などである。

　わが国の「分類・定義・診断基準（1986）」の特徴の一つは，それまで用いられてきた日本産科婦人科学会の分類における絨毛性腫瘍という名称を，絨毛性疾患と書き改めたことである。これは胞状奇胎を腫瘍と見なさないWHO分類（1975）に合わせたものであると同時に，わが国の研究者による胞状奇胎の本体解明に基づくところが大きい。次に，胞状奇胎を全胞状奇胎と部分胞状奇胎とに明確に分類，定義し，診断基準を設けたことである。第3に絨毛癌診断スコアにより，臨床的に侵入奇胎と絨毛癌とを90％以上の確率で鑑別できる（13頁参照）ことから，このスコアを利用した存続絨毛性の概念を確立し，その内容を奇胎後hCG存続症，臨床的侵入奇胎，臨床的絨毛癌の3つに区分し，臨床家の便宜を図ったことなどである。いわゆる奇胎後続発性絨毛性疾患を初めとする絨毛性疾患の多くが，しばしば組織学的に診断を確認されることなしに治療され，寛解にいたることを考えると，このスコアの有する役割は大きい。

以上，このような絨毛性疾患分類（1986）の基本は，今回の改訂でもそのまま踏襲された。ただし，奇胎嚢胞の診断を直径 2 mm 以上の，肉眼診で比較的容易に判断しうる水腫化絨毛としたことで，胞状奇胎の診断上水腫化絨毛径に一定の閾値を与えたものの，流産標本にしばしばみられる直径 2 mm 前後の"いわゆる水腫化絨毛"との鑑別には，依然曖昧さが残されることは否定できず，今後の検討課題である。

平成 7 年 3 月

日本産科婦人科学会
絨毛性疾患取扱い規約改訂委員会
委員長　半藤　保

絨毛性疾患取扱い規約 第 2 版 改訂委員会委員
（ABC 順，＊は小委員長）

委員長
　　半藤　保

日本産科婦人科学会委員
　　後藤　節子，稲葉　憲之，丸尾　猛，西谷　巖＊，
　　大浜　紘三，和気　徳夫

日本病理学会委員
　　藍沢　茂雄，中島　伸夫，森脇　昭介，山口　和克＊

第 1 版　序

　絨毛性疾患の分類には，まだ国際的なものがない．それには色々な理由がある．第 1 に本疾患の病態論について必ずしも国際的合意がえられていないことがある．絨毛細胞（トロホブラスト）の特性が極めてユニークで，一般の細胞と同一レベルで論じ得ない面がある．正常トロホブラストが癌性性格をもっていることがその代表的な側面である．このため，胞状奇胎や侵入胞状奇胎を新生物 neoplasm と見やすい．近時，胞状奇胎を新生物とする立場は大きく後退してきている．しかし，新生物とすべき証拠は乏しいのに，侵入胞状奇胎を新生物とする立場がなお存在している．胞状奇胎は勿論，侵入胞状奇胎が良性疾患であるとしても，新生物か否かの問題は依然残されている．絨毛癌が悪性疾患であることに異論はないが，侵入胞状奇胎を絨毛癌への過程にある病態と見るか否かに問題を残している．勿論侵入胞状奇胎のうちの少数に悪性化しているものが含まれている可能性はあるものの，侵入胞状奇胎の病態は良性病変であると見るべき証拠のほうが多い．第 2 に，そこで良性と見られる侵入胞状奇胎と，悪性と見られる絨毛癌とを，組織学的診断なしに，臨床的に鑑別が可能なのかという問題がある．ことに，化学療法の輝かしい成果により，内科的療法のみが行われ，手術療法が行われない場合に，このことは重要である．国際的にこの鑑別は不可能に近いと見られていて，このための努力がなされていない．

　しかし，本邦においては，日本産科婦人科学会の絨毛性疾患登録委員会の長年のフォローアップにより，「絨毛癌診断スコア」を用いることにより，両疾患の鑑別が可能であることを証明してきた．このおかげで，臨床診断と病理診断との間に大きな架け橋ができた．この架け橋の存在の認識がないところでは，臨床と病理との合意が得られ難い．

　わが国では，昭和 28 年（1953）に日本産科婦人科学会の分類がつくられ，昭和 54 年（1979）にこの分類の改定が行われた．しかし，これ迄の分類は日本産科婦人科学会のみでなされており，日本としての統一見解とするには，日本病理学会との合意を得る必要があるという観点から，日本病理学会に協力をもとめ，委員の推薦を依頼した．同学会より正式に委員の推薦を受け，絨毛性疾患登録委員会からの婦人科側の委員を含め，次頁に示すような構成の合同委員会が昭和 55 年 12 月に結成された．その後足掛け 3 年にわたり，計 13 回の会合を重ね，白熱した討議を繰り返して，昭和 57 年 5 月成案をうるに至り，「絨毛性疾患の分類・定義・診断基準」を作成した．この案は日本産科婦人科学会における所定の手続きを経て，昭和 61 年 7 月に本学会の統一見解として承認を得るにいたった．

　これを受けて，「絨毛性疾患取扱い規約」を刊行すべきであるとの機運が高まり，合同委員会のメンバーで，昭和 62 年 11 月に「規約」刊行のための委員会を結成した．冒頭で述べたように，国際的分類が今なお確立されていないことに鑑み，本学会の統一見解が国際分類の確立に寄与できることを願いつつ本規約について討議を行い，このほど成案をえ，ここに刊行の運びとなった．

FIGO の婦人科癌の治療成績についての Annual Report に絨毛性疾患の臨床進行期分類による成績が Vol. 19（1985）から試行的に掲載されるようになった。Gestational Trophoblastic Tumors（GTT）として記載されているが，組織による分類の項では other and unknown の症例数が多く，あまり役に立たないという印象を受ける。本邦の成績は Vol. 20（1988）に掲載される予定である。日本からの報告では組織診断の無いものは，「絨毛癌診断スコア」による臨床診断名を付記してあり，国際的に貢献するところが多大であると思われる。

昭和63年9月

日本産科婦人科学会
絨毛性疾患登録委員会
委員長　竹内正七

絨毛性疾患取扱い規約 第1版 作成委員会委員
（ABC 順）

委員長
　　竹内　正七

日本産科婦人科学会委員員
　　半藤　保，野田起一郎，小幡　憲郎，相馬　廣明，
　　山邊　徹，（故）細川　勉

日本病理学会委員
　　並木　恒夫，菅野　晴夫，牛島　宥，山口　和克

特別委員
　　梶井　正

目　次

総説
Ⅰ．目的 ………………………………………………………………………………… 2
Ⅱ．対象 ………………………………………………………………………………… 2
Ⅲ．絨毛性疾患（腫瘍）の分類・定義・診断基準の歴史的変遷の概要 ………… 2

第1部　絨毛性疾患の分類・定義・診断基準
Ⅰ．絨毛性疾患の分類 ……………………………………………………………… 10
　1．総論 …………………………………………………………………………… 10
　2．臨床的分類 …………………………………………………………………… 12
　3．病理学的分類 ………………………………………………………………… 14
Ⅱ．絨毛性疾患の定義および診断基準 …………………………………………… 16
　1．胞状奇胎 hydatidiform mole ……………………………………………… 16
　2．侵入胞状奇胎 invasive hydatidiform mole ……………………………… 22
　3．絨毛癌 choriocarcinoma …………………………………………………… 22
　4．胎盤部トロホブラスト腫瘍 placental site trophoblastic tumor（PSTT） ……… 24
　5．類上皮性トロホブラスト腫瘍 epithelioid trophoblastic tumor（ETT） ……… 25
　6．存続絨毛症 persistent trophoblastic disease …………………………… 26
　7．非腫瘍性トロホブラスト病変 ……………………………………………… 30

第2部　絨毛性疾患の臨床
Ⅰ．胞状奇胎の取扱い ……………………………………………………………… 34
　1．胞状奇胎の診断 ……………………………………………………………… 34
　2．胞状奇胎の治療 ……………………………………………………………… 38
　3．胞状奇胎娩出後の管理 ……………………………………………………… 38
　4．胎児共存奇胎の取扱い ……………………………………………………… 39
Ⅱ．侵入胞状奇胎の取扱い ………………………………………………………… 43
　1．侵入胞状奇胎の診断 ………………………………………………………… 43
　2．侵入胞状奇胎の治療と予後 ………………………………………………… 44
Ⅲ．絨毛癌の取扱い ………………………………………………………………… 46
　1．絨毛癌の診断 ………………………………………………………………… 46
　2．絨毛癌の治療と予後 ………………………………………………………… 48

Ⅳ．胎盤部トロホブラスト腫瘍（PSTT）の取扱い………………………………………51
　　1．PSTT の診断〜臨床所見と症状〜……………………………………………………51
　　2．PSTT の治療と予後………………………………………………………………………52
　Ⅴ．類上皮性トロホブラスト腫瘍（ETT）の取扱い……………………………………54
　　1．ETT の診断〜臨床所見と症状〜………………………………………………………54
　　2．ETT の治療と予後…………………………………………………………………………54
　Ⅵ．存続絨毛症の取扱い………………………………………………………………………56
　　1．存続絨毛症の診断…………………………………………………………………………56
　　2．存続絨毛症の管理…………………………………………………………………………56
　Ⅶ．hCG の低単位持続分泌症例の取扱い…………………………………………………57
　Ⅷ．hCG とその測定法…………………………………………………………………………59
　　1．hCG の heterogeneity………………………………………………………………………59
　　2．下垂体性 hCG………………………………………………………………………………61
　　3．phantom hCG………………………………………………………………………………61
　　4．hCG の測定…………………………………………………………………………………62
　Ⅸ．絨毛性疾患の化学療法……………………………………………………………………66
　　1．非絨毛癌群に対する化学療法……………………………………………………………66
　　2．絨毛癌群に対する化学療法………………………………………………………………66
　　3．効果判定と寛解判定の基準………………………………………………………………67
　　4．絨毛性疾患に使用される化学療法剤の種類……………………………………………67
　　5．絨毛性疾患に対する汎用レジメン………………………………………………………68
　Ⅹ．FIGO 2000 staging and risk factor scoring system for gestational
　　　trophoblastic neoplasia……………………………………………………………………71

第3部　絨毛性疾患の地域登録 〜日本産科婦人科学会婦人科腫瘍委員会への登録の実際〜
　Ⅰ．概説……………………………………………………………………………………………76
　Ⅱ．地域登録報告書………………………………………………………………………………77
　Ⅲ．絨毛性疾患地域登録成績……………………………………………………………………82

第 4 部　絨毛性疾患の組織図譜

　　図譜 1a.　正常妊娠の絨毛と栄養膜細胞（妊娠 6 週）··86
　　図譜 1b.　絨毛における 3 種類の栄養膜細胞（妊娠 7 週）··86
　　図譜 1c.　着床部（絨毛外）中間型栄養膜細胞（妊娠 7 週）··87
　　図譜 1d.　螺旋動脈に浸潤する絨毛外中間型栄養膜細胞（妊娠 8 週）····························87
　　図譜 1e.　着床部（絨毛外）中間型栄養膜細胞（妊娠 8 週）··88
　　図譜 1f.　絨毛膜部の中間型栄養膜細胞（妊娠 8 週）···88
　　図譜 2.　　全胞状奇胎（妊娠 10 週）··89
　　図譜 3.　　部分胞状奇胎（妊娠 13 週）··89
　　図譜 4a.　全胞状奇胎（妊娠 10 週）···90
　　図譜 4b.　全胞状奇胎（妊娠 8 週）··90
　　図譜 4c.　全胞状奇胎（妊娠 8 週）··91
　　図譜 4d.　全胞状奇胎（妊娠 7 週）··91
　　図譜 4e.　全胞状奇胎（妊娠 7 週）··92
　　図譜 4f.　全胞状奇胎（妊娠 8 週）··92
　　図譜 5a.　部分胞状奇胎（妊娠 10 週）···93
　　図譜 5b.　部分胞状奇胎（妊娠 10 週）···93
　　図譜 5c.　部分胞状奇胎（妊娠 10 週）···94
　　図譜 6.　　水腫様流産（妊娠 9 週）···94
　　図譜 7.　　胎児共存奇胎（妊娠 9 週）··95
　　図譜 8a.　全胞状奇胎の p57^{Kip2} 免疫組織化学染色（妊娠 8 週）································95
　　図譜 8b.　部分胞状奇胎の p57^{Kip2} 免疫組織化学染色（妊娠 9 週）·····························96
　　図譜 8c.　水腫様流産の p57^{Kip2} 免疫組織化学染色（妊娠 10 週）······························96
　　図譜 9a.　侵入胞状奇胎··97
　　図譜 9b.　侵入胞状奇胎··97
　　図譜 9c.　化学療法後の侵入胞状奇胎···98
　　図譜 10a.　妊娠性子宮絨毛癌···98
　　図譜 10b.　妊娠性絨毛癌···99
　　図譜 10c.　妊娠性絨毛癌···99
　　図譜 11a.　胎盤内絨毛癌···100
　　図譜 11b.　胎盤内絨毛癌···100
　　図譜 12a.　非妊娠性絨毛癌（子宮内膜）··101
　　図譜 12b.　非妊娠性絨毛癌（腎盂絨毛癌）··101
　　図譜 13a.　胎盤部トロホブラスト腫瘍···102
　　図譜 13b.　胎盤部トロホブラスト腫瘍···102
　　図譜 13c.　胎盤部トロホブラスト腫瘍···103
　　図譜 13d.　胎盤部トロホブラスト腫瘍···103
　　図譜 13e.　胎盤部トロホブラスト腫瘍の免疫組織化学染色··104

図譜 14a.	類上皮性トロホブラスト腫瘍	104
図譜 14b.	類上皮性トロホブラスト腫瘍	105
図譜 14c.	類上皮性トロホブラスト腫瘍	105
図譜 14d.	類上皮性トロホブラスト腫瘍	106
図譜 14e.	類上皮性トロホブラスト腫瘍の免疫組織化学染色	106
図譜 15.	過大着床部	107
図譜 16a.	着床部結節／斑	107
図譜 16b.	着床部結節／斑	108
図譜 16c.	着床部結節／斑	108
図譜 17a.	間葉性異形成胎盤（妊娠 27 週）	109
図譜 17b.	間葉性異形成胎盤（妊娠 27 週）	109
図譜 17c.	間葉性異形成胎盤（妊娠 27 週）	110
図譜 17d.	間葉性異形成胎盤（妊娠 27 週）	110
図譜 18a.	胎盤中隔嚢腫（妊娠 34 週）	111
図譜 18b.	胎盤中隔嚢腫（妊娠 34 週）	111

総説

総説

Ⅰ. 目的

　本規約は，絨毛性疾患の分類，臨床診断および病理診断に関する判定方法ならびに治療法などの基本的事項について，国内外で通用する一定の基準を設定したものである。これにより本邦はもとより，国際的にも共通の基準と認識のもとに絨毛性疾患に関する診断，治療法およびその成績の比較や臨床研究が可能となり，ひいては本疾患の理解ならびに治療成績の向上を図ることを目的とする。

Ⅱ. 対象

　本規約は，妊娠性絨毛性疾患 gestational trophoblastic disease（非妊娠性絨毛癌を含む）を対象とする。

Ⅲ. 絨毛性疾患（腫瘍）の分類・定義・診断基準の歴史的変遷の概要[1]

1) Marchand の分類（1895 年）[2-1), 2-2), 2-3)]
   (1) Blasenmole
   (2) destruierende Blasenmole
   (3) malignes Chorionepitheliom
   　a. 定型例
   　b. 非定型例

2) Ewing の分類（1910 年）[3]
   (1) syncytial endometritis（chorial invasion）
   (2) chorioadenoma destruens
   (3) choriocarcinoma

　胞状奇胎は非腫瘍であるとする病態観を最初に提唱した分類であり，したがって胞状奇胎を絨毛性腫瘍から除外している。Chorioadenoma destruens は侵入胞状奇胎と同一の疾患を指している。Syncytial endometritis（合胞体栄養膜細胞性子宮内膜炎）あるいは chorial invasion（絨毛侵入）を絨毛性腫瘍に含めている点が注目されている。

3) Mayer の分類（1927 年）[4]
   　上記の Marchand の分類に加え，絨毛上皮腫の内，非定型例を次の 3 群に分類したものである。

(1) Langhans 細胞が優勢なもの。
(2) Syncytium 細胞が優勢なもの。
(3) Langhans 細胞，Syncytium 細胞が本来の配列を失い，集団的な細胞群を形成し雑然としており，子宮筋層内へ侵入しているもの。

4) Hertig & Mansell の分類（1956 年）[5]
   (1) syncytial endometritis（chorial invasion）
   (2) chorioadenoma destruens
   (3) choriocarcinoma
   (4) chorionepithelioma in situ

　胞状奇胎は missed abortion の一型であるとする胞状奇胎非腫瘍説をその背景とする分類である。したがって，Ewing の分類と同様に絨毛性腫瘍から胞状奇胎を除外し，chorionepithelioma in situ を加えた。
　Chorionepithelioma in situ とは胞状奇胎あるいは正常妊娠後における子宮内容搔爬組織に，well-formed villous pattern（絨毛形態）を欠く異常増殖した絨毛細胞の集団が証明されるもので，統計成績からみて絨毛癌を将来続発させる恐れのないものを指しており，いわゆる carcinoma in situ とは異なる概念である。
　この分類の特徴は，破壊胞状奇胎（侵入胞状奇胎）と絨毛癌を，非腫瘍である胞状奇胎から非連続的に発生した二次的悪性病変であると考えている点である。

5) Novak の分類（1958 年）[6]
   (1) hydatidiform mole
   (2) malignant hydatidiform mole（chrioadenoma destruens）
   (3) chorionepithelioma malignum（choriocarcinoma）
   (4) syncytioma（syncytial endometritis）

　胞状奇胎が腫瘍であるとする病態観に立つもので，胞状奇胎を絨毛性腫瘍に加え，また破壊胞状奇胎（侵入胞状奇胎）は臨床上悪性の経過をとるものが少なくないことから，本来 malignant hydatidiform mole と呼ぶのが妥当であるが，chorioadenoma destruens の名称がすでに普及しているので括弧つきでこの名称を採用している。

6) Park の分類（1959 年）[7]
   (1) hydatidiform mole
      a. non-invasive
      b. invasive
   (2) choriocarcinoma

　胞状奇胎発生の主因は絨毛細胞の腫瘍性増殖にあり，絨毛間質の水腫化はその結果であり，したがって胞状奇胎の診断基準はあくまで絨毛細胞の腫瘍性増殖 neoplastic hyperplasia に求めるべきであるとする胞状奇胎腫瘍説を唱えた。絨毛間質

の水腫化がいかに著明であっても絨毛細胞の腫瘍性増殖を欠くものは流産 hydropic abortion であり，胞状奇胎とは本質的に異なるものであるとしている。Syncytial endometritis は neoplasia と考えにくいことから除外している。

7) 日本産科婦人科学会の分類（胞状奇胎および絨毛上皮腫の診断基準ないし分類に関する日本としての統一的見解についての申し合わせ）(1963年)[8]
   (1) 胞状奇胎 hydatidiform mole
      a. 全胞状奇胎 total hydatidiform mole
      b. 部分胞状奇胎 partial hydatidiform mole
      c. 破壊胞状奇胎 destructive mole
   (2) 絨毛上皮腫 chorionepithelioma

   1963年，第15回日本産科婦人科学会総会において承認されたものである。この分類案の特徴の一つは，外国語の chorionic あるいは trophoblastic tumor（絨毛性腫瘍）という名称をもって，破壊胞状奇胎を含む胞状奇胎，および絨毛上皮腫（絨腫）の総称としていることである。なお，絨毛癌 choriocarcinoma という名称ではなく，絨毛上皮腫 chorionepithelioma を採用した根拠は文献9) を参照されたい。また，syncytial endometritis は分類から除外されている。

8) International Study Group for Trophoblastic Neoplasia の分類（1965年，1967年）[10]
   1965年，フィリピンの Baguio で開催された UICC 主催の化学療法会議において採択された分類案であり，1966年，東京で開催された第9回国際癌会議における choriocarcinoma のパネルで承認されたものである。
   この分類案の特徴は次の2点にあると考えられる。
   (1) 従来用いられてきた腫瘍 tumor というどちらかというと曖昧な名称でなく，new growth を意味する新生物 neoplasia という名称を胞状奇胎，破壊胞状奇胎ならびに絨毛癌の総称として採用した。これは，胞状奇胎が新生物 neoplasia であるとする Park の胞状奇胎腫瘍説を採用したものである。
   (2) この分類案の背景となる絨毛性腫瘍の病態観は，Hertz の提唱する絨毛性腫瘍スペクトラム説である。絨毛性腫瘍こそが一つの疾患単位 clinical entity であり，胞状奇胎，破壊胞状奇胎および絨毛癌は，絨毛性腫瘍が良性から悪性へと連続する病態の一つの相 a phase をそれぞれ示しているに他ならないとする病態観である。

9) WHO の分類（1975年）[11]
   (1) syncytial endometritis
   (2) hydatidiform mole
   (3) invasive hydatidiform mole
   (4) choriocarcinoma

WHOの分類の特徴の一つは，syncytial endometritisを含む4疾患の総称としてtrophoblastic diseaseの名称を採用したことである．また，hydatidiform moleの診断基準は，絨毛細胞の増殖ではなく，肉眼的に認識しうる囊胞化絨毛の存在であり，組織学的には絨毛血管の欠如と絨毛間質の水腫化，ことに絨毛間質中心部のhydropsであるとしている．

10）WHOの分類（1983年）[12]
　（1）hydatidiform mole
　　　a．complete hydatidiform mole
　　　b．partial hydatidiform mole
　（2）invasive mole
　（3）gestational choriocarcinoma
　（4）placental site trophoblastic tumor

　1983年に提唱されたWHOの分類からはsyncytial endometritisが除外され，新たにplacental site trophoblastic tumorを含めた上記4疾患をgestational trophoblastic diseaseと総称している．そして，transitional mole, villous choriocarcinomaなどの名称は今後用いないと明記している．

　胞状奇胎の診断基準は1975年の分類と同様である．

　Placental site trophoblastic tumorはtrophoblastic pseudotumorと同義語であるが，WHOの分類では後者の用語を用いないこととしている．

　臨床的にinvasive moleあるいはchoriocarcinomaと診断されるものをtrophoblastic tumorと呼称する（invasive moleが真のneoplasiaとはみなされないことから，trophoblastic neoplasiaの用語を用いない）．

11）日本産科婦人科学会の分類・定義・診断基準の変遷
　（1）第15回日本産科婦人科学会総会（1963年）で承認された「胞状奇胎および絨毛上皮腫の診断基準ないし分類に関する日本としての統一見解についての申し合わせ」（日本産科婦人科学会絨毛性腫瘍委員会，長谷川敏雄委員長，以下「従来の分類」と略す）は優れたものであったが，その後の知見に照らし合わせ，いくつか改正ないし修正すべき点のあることがこの方面の研究者から指摘されてきた．そこで，絨毛性腫瘍登録委員会（1982年から「絨毛性疾患登録委員会」［竹内正七委員長］と改称）では「従来の分類」を尊重しつつ不都合な点を解消するよう努め，「胞状奇胎及び絨毛癌の診断基準及び分類に関する日本における新しい統一見解」の申し合わせを作成し，日本産科婦人科学会誌に委員会報告として掲載した[13]．この際，絨毛性腫瘍という名称より絨毛性疾患とする方がより適切であることが合意された．

　その後この方面の研究者より，絨毛性疾患の病態は，細胞遺伝学や生殖免疫学などの多くの研究によりかなり解明されたこと，また日本における統一見解

とするためには，病理組織診断を担当する病理医との間に本疾患の定義・分類・診断基準に関してコンセンサスを得る必要があることが強く要望された。そこで日本病理学会より委員4名の推薦をいただき「絨毛性疾患分類に関する日本産科婦人科学会・日本病理学会合同委員会」を発足させ，1982年に「日本産科婦人科学会・日本病理学会絨毛性疾患分類；絨毛性疾患の分類・定義・診断基準」を作成した[14]。

この「分類・定義・診断基準」を委員会の第1次案として掲載し[15]広く会員の意見を求め，若干の改定を行い（第2次案），これを第38回日本産科婦人科学会総会に報告し，本学会の統一見解として承認を得るに至った。1984年，この統一見解は会告として掲載された[16]。

そこでは，絨毛性疾患を胞状奇胎，絨毛癌，そして存続絨毛症の三つに分類し，各々の定義・診断基準を定めた。また，この時点ではまだ病態が明らかではなかったが，国際的に一つの疾患単位として取り扱われる傾向にあった胎盤部トロホブラスト腫瘍（placental site trophoblastic disease : PSTT）を（付）として分類の中に含めた。

そして，本邦における絨毛性疾患の分類・定義・診断基準ならびに治療法の基準をまとめた「絨毛性疾患取扱い規約」が1988年に上梓された[17]。

(2) 1995年に絨毛性疾患取扱い規約改訂委員会（委員長：半藤保）は，上記の制定から約10年を経て，実際の臨床との整合性あるいはWHOの組織分類の変更なども考慮し，従来の絨毛性疾患に対する考え方の基本は踏襲しつつも，分類・定義・診断基準の一部を改め，「絨毛性疾患取扱い規約（改訂第2版）」を刊行した[18]。

主な改定点は，まず，絨毛性疾患を臨床的分類と病理学的分類に大別し，前者を胞状奇胎，絨毛癌，PSTT，存続絨毛症の四つに，後者を胞状奇胎，絨毛癌，PSTT，存続絨毛症，そしてその他の病変として過大着床部（exaggerated placental site）と着床部結節（placental site nodule and plaque）に分類したことである。また，従来は絨毛癌を妊娠性絨毛癌，非妊娠性絨毛癌，分類不能の絨毛癌の三つに分類していたが，分類不能の絨毛癌を削除した。そして，非妊娠性絨毛癌の中の奇形腫性絨毛癌を，胚細胞性絨毛癌と呼称を改めた。

さらに，「奇胎娩出後のhCG値の推移パターンの分類」中の判別線の診断基準を，12週でLHレベルから，20週でhCGカットオフ値以下に変更した。ただし，肉眼的所見に基づき，囊胞径2 mm以上とする従来からの胞状奇胎の診断基準・定義は曖昧さが残るとしつつも，今後の検討課題とした。

文　献

1) 竹内正七，小幡憲郎．絨毛性疾患の新しい定義と分類．現代産婦人科学大系（年刊追補）．1979-B．東京：中山書店；1979．p. 63．
2-1) Marchand F. On malignant chorionepitheliom. J Obstet Gynaecol Br Emp 1903；4：74-9．
2-2) Marchand F. Über die sogenannten "decidualen" Geschwülste im Anschluss an normale Geburt, Abort, Blasenmole und Extrauterinschwangerschaft. Monatsschr Geburtshilfe Gynäkol 1895；1：419-38．
2-3) Marchand F. Über den Bau der Blasenmole. Z Geburtsh Gynäk 1865；32：405．
3) Ewing J. Chorioma；A clinical and pathological study. Surg Gynecol Obstet 1910；10：366．
4) Mayer R. Beitrage zur Pathologie und Klinik des Chorionepithelioma uteri malignum. Z Geburtsh Gynäk 1927；92：259．
5) Hertig AT, Mansell H. Tumors of the female sex organs. Part Ⅰ. Hydatidiform mole and choriocarcinoma. In：Atlas of Tumor Pathology. Section 9, Fascicle 33. Washington, D.C.：Armed Forces Institute of Pathology；1956．
6) Novak E, Novak ER. Gynecologic and Obstetric Pathology. 4th ed. Pahiladelphia：W.B. Saunders；1958．
7) Park WW. Disorders arising from the human trophoblast. In：Collins DH, editor. Modern Trends in Pathology. London：Butterworth：1959．p.180．
8) 絨毛性腫瘍委員会報告．日産婦誌 1963；15：519-20．
9) 長谷川敏雄．絨毛性腫瘍の概念．現代産婦人科学大系第8巻 C．東京：中山書店；1974．p. 3．
10) Ishizuka N, Brewer JI, Hreshchyshyn MM, et al. Appendix Ⅰ. In：Holland JF, Hreshchyshyn MM, editors. Choriocarcinoma；Transactions of a Conference of the International Union Against Cancer, Vol. 3. Berlin：Springer；1967．p. 155．
11) WHO. International Histological Classification of Tumors：Histological typing of female genital tract tumors. No. 13. Geneva：WHO；1975．p. 70．
12) WHO. Gestational trophoblastic disease. Report of a World Health Organization scientific group. Technical report series 692. Geneva：WHO；1983．
13) 絨毛性腫瘍登録委員会報告．日産婦誌 1979；31：525-30．
14) 絨毛性疾患登録委員会報告．日産婦誌 1982；34：1805-12．
15) 絨毛性疾患登録委員会 委員会提案．日産婦誌 1984；36：5-8．
16) 日本産科婦人科学会 会告．日産婦誌 1984；38：7-13．
17) 日本産科婦人科学会・日本病理学会編．絨毛性疾患取扱い規約．東京；金原出版；1988．
18) 日本産科婦人科学会・日本病理学会編．絨毛性疾患取扱い規約．改訂第2版．東京；金原出版；1995．

第1部
絨毛性疾患の分類・定義・診断基準

I 絨毛性疾患の分類

1. 総論

1) 胞状奇胎, 侵入胞状奇胎, 絨毛癌, 胎盤部トロホブラスト腫瘍, 類上皮性トロホブラスト腫瘍ならびに存続絨毛症の六つを絨毛性疾患と総称する。
2) 本分類は, 国際的な分類を取り入れつつも本邦独自の観点に基づき, 絨毛性疾患を臨床的ならびに病理学的な二つの見地から別個に分類している点に特徴がある。
3) 臨床的分類は, 臨床的取扱いならびに絨毛性疾患の登録のために用いる。病理学的分類は, 組織学的診断ならびに疾患の成立や病態の理解のために設けた。なお, 存続絨毛症は臨床的に定められる疾患である。

> **注1** 絨毛性疾患の分類
>
> 　総説にも記したように, 絨毛性疾患の分類に関しては国際的にも多くの議論を経てきた（2頁：「Ⅲ. 絨毛性疾患（腫瘍）の分類・定義・診断基準の歴史的変遷の概要」を参照）。その結果, 病理学的分類（胞状奇胎, 侵入胞状奇胎, 絨毛癌, 胎盤部トロホブラスト腫瘍）に関しては, 本邦の見解も含めて世界的にもほぼ統一されてきた。しかし, 類上皮性トロホブラスト腫瘍は絨毛性疾患の中の一つの疾患として認識されてはいるが, 現時点では Shih & Kurman が提唱する modified WHO 分類の中に表記されているだけである[1]。稀な疾患なので今後の検討を要するが, いずれ国際的分類の中に組み込まれてくるものと考えられ, 本規約では絨毛性疾患の中に採り上げた。
>
> 　また, 臨床的分類に関しては, 国際的に種々の分類がなされているのが現状である（13頁：**注1**を参照）。本邦における臨床的分類との大きな違いは, それらの諸外国の分類の中には病理学的診断が考慮されておらず, 主に予後との関連に基づいた臨床的病態所見のみによって分類されているものもある。妊孕能温存の観点からも手術材料が得にくい疾患であり, 正確な組織学的診断に至らないこともあるため, 欧米の分類は合理的であるとも言えるが, 病理学的診断と対比した検討ができない欠点があると考えられる。そのように分類されたものの多くは本邦分類の存続絨毛症に相当する病態であり,「絨毛癌診断スコア」によって病理学的の診断を推定する本邦の試みはその欠点を補うものである[2,3]。

> **注2** 本規約では, trophoblast を「栄養膜細胞」あるいは「トロホブラスト」と記している。疾患名の呼称は「トロホブラスト」に統一しているが,「栄養膜細胞」を用いてもよい。
> 　　　例：中間型トロホブラスト腫瘍, あるいは中間型栄養膜細胞腫瘍
> 　　　　　胎盤部トロホブラスト腫瘍, あるいは胎盤部栄養膜細胞腫瘍
> 　　　　　類上皮性トロホブラスト腫瘍, あるいは類上皮性栄養膜細胞腫瘍

【付】栄養膜細胞の種類　　図譜　1a〜f

　正常の栄養膜細胞は絨毛性（villous）と絨毛外性（extravillous）の2種類に大別される。

　絨毛性の栄養膜細胞の最内層は細胞性栄養膜細胞（cytotrophoblast）と呼ばれる敷石状に配列する淡明な単核細胞からなる。最外層は合胞体栄養膜細胞（syncytiotrophoblast）と呼ばれ，淡赤色の細胞質に複数の核を容れる。細胞表面には微絨毛を備えており，細胞質は免疫組織化学染色でhCG（human chorionic gonadotropin）陽性を示す。正常妊娠でも初期には栄養膜細胞の増殖が著しく見える場合があるが，胞状奇胎などでの増殖とは異なり，絨毛の広範囲に認められることはない。

　絨毛外性の栄養膜細胞は，細胞性栄養膜細胞および合胞体栄養膜細胞の中間型を示し，中間型栄養膜細胞（intermediate trophoblast）と呼ばれる。中間型栄養膜細胞の核は細胞性栄養膜細胞のそれより大型で単核ないし多核である。細胞質は豊かで免疫組織化学染色でhPL（human placental lactogen）陽性を示すことが多い。時にhCGも陽性を示すことがある。着床部（implantation site）中間型栄養膜細胞は脱落膜で認められ，血管内壁への浸潤を示す。絨毛膜部（chorionic-type）中間型栄養膜細胞は敷石状に配列する。

　細胞性栄養膜細胞，合胞体栄養膜細胞そして中間型栄養膜細胞の3種類の栄養膜細胞は，いずれも免疫組織化学染色でサイトケラチン（cytokeratin）陽性を示す。

2. 臨床的分類

1） 胞状奇胎 hydatidiform mole
   (1) 全胞状奇胎（全奇胎）complete hydatidiform mole（complete mole）
   (2) 部分胞状奇胎（部分奇胎）partial hydatidiform mole（partial mole）

2） 侵入胞状奇胎（侵入奇胎）invasive hydatidiform mole（invasive mole）
   (1) 侵入全胞状奇胎（侵入全奇胎）invasive complete hydatidiform mole
   (2) 侵入部分胞状奇胎（侵入部分奇胎）invasive partial hydatidiform mole

3） 絨毛癌 choriocarcinoma
   (1) 妊娠性絨毛癌 gestational choriocarcinoma
      a. 子宮絨毛癌 uterine choriocarcinoma
      b. 子宮外絨毛癌 extrauterine choriocarcinoma
      c. 胎盤内絨毛癌 intraplacental choriocarcinoma
   (2) 非妊娠性絨毛癌 non-gestational choriocarcinoma
      a. 胚細胞性絨毛癌 choriocarcinoma of germ cell origin
      b. 他癌の分化異常によるもの
         choriocarcinoma derived from dedifferentiation of other carcinomas

4） 胎盤部トロホブラスト腫瘍 placental site trophoblastic tumor

5） 類上皮性トロホブラスト腫瘍 epithelioid trophoblastic tumor

6） 存続絨毛症 persistent trophoblastic disease
   (1) 奇胎後 hCG 存続症 post-molar persistent hCG
   (2) 臨床的侵入奇胎 clinical invasive mole
   (3) 臨床的絨毛癌 clinical choriocarcinoma

注1 絨毛性疾患の分類

本邦の分類と対比するために，FIGO 分類，米国で汎用されている NIH 分類，英国産婦人科医会（Royal College of Obstetricians and Gynecologists：RCOG）の分類，そして modified WHO 分類を以下に示すが，FIGO は gestational trophoblastic neoplasia（GTN），その他は gestational trophoblastic disease（GTD）として分類している。

なお，FIGO Oncology Committee は GTD と GTN という呼称を区別して使用するように推奨している[3]（71 頁：「X. FIGO 2000 staging and risk factor scoring system for gestational trophoblastic neoplasia」を参照）。

FIGO staging and classification of gestational trophoblastic neoplasia [4]

1. invasive hydatidiform mole
2. choriocarcinoma
3. placental site trophoblastic tumor

NIH clinical classification of gestational trophoblastic disease [5]

1. non-metastatic gestational trophoblastic disease
2. metastatic gestational trophoblastic disease
    1) good prognosis metastatic gestational trophoblastic disease
    2) poor prognosis metastatic gestational trophoblastic disease

RCOG classification of gestational trophoblastic disease [6]

1. hydatidiform mole
2. invasive mole
3. choriocarcinoma
4. placental site trophoblastic tumor

Modified WHO classification of gestational trophoblastic diseases [1]

1. molar lesions
    1) hydatidiform mole
        (1) complete
        (2) partial
    2) invasive mole
2. non-molar lesions
    1) choriocarcinoma
    2) placental site trophoblastic tumor
    3) epithelioid trophoblastic tumor
    4) miscellaneous trophoblastic lesions
        (1) exaggerated placental site
        (2) placental site nodule

3. 病理学的分類

1) 胞状奇胎 hydatidiform mole
    (1) 全胞状奇胎（全奇胎）complete hydatidiform mole
    (2) 部分胞状奇胎（部分奇胎）partial hydatidiform mole
    (3) 侵入胞状奇胎（侵入奇胎）invasive hydatidiform mole

2) 絨毛癌 choriocarcinoma

3) 中間型トロホブラスト腫瘍 intermediate trophoblastic tumor
    (1) 胎盤部トロホブラスト腫瘍 placental site trophoblastic tumor
    (2) 類上皮性トロホブラスト腫瘍 epithelioid trophoblastic tumor

> **注** 非腫瘍性トロホブラスト病変
> 以下の二つの病態は絨毛性疾患として分類されるものではないが，中間型栄養膜細胞の関与があり，また，胎盤部トロホブラスト腫瘍あるいは類上皮性トロホブラスト腫瘍との鑑別を要する。
> (1) 過大着床部 exaggerated placental site
> (2) 着床部結節/斑 placental site nodule and plaque

文　献

1) Shih IM, Kurman R. Molecular basis of gestational trophoblastic diseases. Curr Mol Med 2002 ; 2 : 1-12.
2) Ishizuka N. Studies on trophoblastic neoplasia. In : Hirayama T editor. Gann Monograph on Cancer Research. No 18, Cancer in Asia. Tokyo : University of Tokyo Press ; 1976. p.203-16.
3) Ishiizuka N, Tomoda Y, Kaseki S, et al. Assessment of "choriocarcinoma risk score table" for clinical differentiation between choriocarcinoma and invasive mole. Acta Obst Gynecol Jpn 1984 ; 36 : 459-62.
4) Ngan HYS, Bender H, Benedet JL, et al. Gestational trophoblastic neoplasia, FIGO 2000 staging and classification. Int J Gynecol Obstet 2003 ; 83 : 175-7.
5) National Cancer Institute. Gestational Trophoblastic Tumor. <www.cancer.gov/>.
6) Royal College of Obstetricians and Gynaecologists. The management of gestational trophoblastic disease. Green-top Guideline No. 38, 2010.<www.rcog.org.uk/>.

Ⅱ 絨毛性疾患の定義および診断基準

1. 胞状奇胎 hydatidiform mole

絨毛における栄養膜細胞の異常増殖と間質の浮腫を特徴とする病変を言う。古典的な胞状奇胎では，絨毛の水腫状腫大（囊胞）が肉眼的に短径2mmを超えるが，妊娠週齢が早期の場合には囊胞径がそれ未満のものも認められる。

診断は肉眼的所見ではなく組織学的所見に基づく。なお，診断が困難な場合には$p57^{Kip2}$あるいはTSSC3抗体を用いた免疫組織化学的検査あるいは遺伝子検査を行うことが望ましい。

1）全胞状奇胎（全奇胎）complete hydatidiform mole　図譜 2

肉眼的には大部分の絨毛が水腫状腫大を呈することで特徴づけられる病変で，組織学的には栄養膜細胞の異常増殖ならびに絨毛間質の浮腫が認められ，胎児成分の存在しないものを言う。

細胞遺伝学的には雄核発生（androgenesis）による2倍体（46,XXか46,XY）で，すべての染色体（遺伝子）は父親由来（androgenetic origin）である。ただし，稀な例外として両親由来（biparental origin）のものもある（20頁：[表注6]を参照）。

2）部分胞状奇胎（部分奇胎）partial hydatidiform mole　図譜 3

肉眼的には正常と水腫状腫大を呈する2種類の絨毛からなる病変で，組織学的には一部の絨毛の栄養膜細胞の軽度増殖ならびに間質の浮腫が認められるものを言い，胎児成分が存在することが多い。

2精子受精による3倍体を原因とすることが多い。

> **注1** 胞状奇胎の診断基準
>
> 従来，本邦における囊胞化絨毛の診断基準は肉眼的に短径が2mmを超えるものとされており，組織学的に全奇胎はほぼすべての絨毛が囊胞化しているもの，部分奇胎は囊胞化絨毛と正常絨毛あるいは胎児成分の両者が認められるものとされていた。すなわち，囊胞化絨毛の診断は肉眼的になされ，そして組織学的検査を併用してその診断を確認することが望ましいとされ，胞状奇胎の診断には組織学的検査は必ずしも必要とはされていなかった。
>
> しかし，妊娠早期の奇胎囊胞は短径2mmを超えるものは必ずしも多くはなく，肉眼的所見のみの診断では胞状奇胎を見逃すことがあり，また，水腫様流産絨毛や間葉性異形成胎盤（37頁：**注1**を参照）を奇胎囊胞と誤って診断してしまう危険性などもある。加えて，組織学的検査を行っても，水腫様流産，部分奇胎，

全奇胎などを鑑別することが困難な場合もあり，p57 ^{Kip2} あるいは TSSC3 抗体を用いた免疫組織化学的検査，さらには遺伝子検査によってはじめて診断が確定されることがある。

そこで，肉眼的所見ではなく，組織学的に絨毛における栄養膜細胞の異常増殖と間質の浮腫を特徴とする所見を呈するものを胞状奇胎と定義し，その診断は組織学的検査によることとした。しかし，免疫組織化学的検査あるいは遺伝子検査によってはじめて確定診断される場合もある。

注2 全胞状奇胎の組織学的所見　　図譜　4a〜f

全奇胎では大部分の絨毛が水腫状変化を示し，輪郭は類円形あるいは貝殻模様（scalloping）や不整形で，その中央に槽（cistern）を形成する。栄養膜細胞（細胞性栄養膜細胞，合胞体栄養膜細胞および中間型栄養膜細胞）の増殖が広範囲にみられ，栄養膜細胞の封入（trophoblastic inclusion）を認める。また，着床部子宮内膜に異型を伴う中間型栄養膜細胞の増殖が認められる。

妊娠早期（10週頃まで）の全奇胎では絨毛間質の浮腫や栄養膜細胞の増殖は軽度であることが多く，部分奇胎あるいは水腫様流産との鑑別が重要になるが，絨毛の入頭状輪郭，栄養膜細胞の異常増殖，少なくとも一部の絨毛における間質細胞の増加，毛細血管の増生，間質細胞の核崩壊像（karyorrhexis）やアポトーシス（apoptosis）などの所見が認められれば，妊娠早期でも全奇胎の組織学的診断根拠となる。また，全奇胎では間質の線維化は稀であり，また通常，胎児成分は認められない。

注3 部分胞状奇胎の組織学的所見　　図譜　5a〜c

部分奇胎は，浮腫状に腫大した絨毛とほぼ正常大の絨毛の二つのものから構成されている。腫大した絨毛では，全奇胎と同様に貝殻模様やフィヨルド様の輪郭，間質の槽形成，栄養膜細胞の間質への封入像がみられる。これらの所見は，全奇胎に比べてむしろ部分奇胎でより顕著なことが多い。栄養膜細胞の増殖は全奇胎に比べて軽度で局所的である。また，しばしば間質の線維化がみられる。通常，胎児成分が存在し，児の赤血球を容れる血管が認められることが多い。

全奇胎と異なり，絨毛の間質細胞の増加，毛細血管の増生，間質細胞の核崩壊像やアポトーシスはほとんど認められない。なお，組織像の大半が部分奇胎の所見を呈していても，前述した全奇胎の特徴を示す所見が一部の絨毛で観察された場合には，全奇胎の可能性が高いことに注意する。

注4 水腫様流産の組織学的所見　　図譜　6

全奇胎や部分奇胎との鑑別を要する水腫様流産（hydropic abortion）あるいは水腫様変性（hydropic degeneration）は，種々の程度の間質の水腫状変化を示し，円形〜類円形の輪郭で槽の形成を示すが，栄養膜細胞の異常増殖は認められない。後述するように，細胞遺伝学的には胞状奇胎とは異なり，その染色体は核型のい

かんにかかわらず両親由来である。

　従来，絨毛の短径が2mm未満であって，顕微鏡による観察で絨毛間質の水腫化が認められるものを顕微鏡的奇胎として扱っていたが，組織学的に栄養膜細胞の異常増殖がないものは奇胎としないため，水腫様流産という呼称に統一した。

注5 胎児共存奇胎　　図譜　7

　雄核発生による全奇胎と正常受精卵とからなる二卵性双胎の場合は胎児共存奇胎（complete hydatidiform mole coexistent with a fetus）として扱い，臨床的には全奇胎として管理する[1,2,3]。

　しかし，稀ではあるが，一つの受精卵からの卵割の途中で雄核発生による全奇胎が生じる可能性も指摘されており，胎児共存奇胎のすべてが二卵性とは限らない[4]。

注6 全胞状奇胎，部分胞状奇胎，水腫様流産の鑑別診断（表1）

　全奇胎，部分奇胎，あるいは水腫様流産の診断は主に組織学的所見に基づいて行われるが，組織学的検査だけではそれらの鑑別が困難な場合がある。そのような場合，免疫組織化学的検査あるいはDNA多型解析による検査が有用である。

1）免疫組織化学的検査　　図譜　8a〜c

　11番染色体（11p 15.5）のインプリント遺伝子クラスター上に存在する遺伝子（$CDKN1C$：cyclin-dependent kinase inhibitor 1C，$PHLDA2$：pleckstrin homology-like domain, family A, member[3]）の産物である p57^{Kip2} や TSSC3（tumor suppressing subtransferrable candidate 3[4]）に対する抗体を用いた免疫組織化学染色は，次に述べるDNA診断とほぼ同等の鑑別能力を有する。

　すなわち，これらの遺伝子は絨毛組織では父方由来のアレルはメチル化を含む非遺伝的修飾により転写が抑えられており（paternally imprinted, maternally expressed gene），タンパク発現がない。したがって，雄核発生の全奇胎においては，細胞性栄養膜細胞と絨毛の間質細胞では p57^{Kip2} や TSSC3 の免疫組織化学染色は陰性となる。

　部分奇胎（父方由来2 haploid，母方由来1 haploidの3倍体）や水腫様流産（父方由来1 haploid，母方由来1 haploidの2倍体）では母方アレルを有するので，それらは陽性となる[5,6,7,8,9,10]。

　なお，全奇胎，部分奇胎，水腫様流産のいずれの場合にも通常，合胞体栄養膜細胞は陰性である。

2）DNA多型解析（図1）

　DNA診断は最も信頼性が高く，ゲノムDNAの塩基配列長の多型解析（short tandem repeat：STR）などを利用する。DNA多型解析を行えば，免疫組織化学的検査では判定できない1精子受精か2精子受精かの雄核発生の区別も可能である[11,12,13,14]。

　なお，全奇胎の染色体が細胞遺伝学的に父方由来であり，雄核発生であることを示したのは，Kajii and Ohama[14]，Wake, et al.[15]，Yamashita, et al.[16] などの日本人研究者の業績である。

表 1. 全胞状奇胎，部分胞状奇胎，水腫様流産の鑑別

		全奇胎	部分奇胎	水腫様流産
組織学的所見				
	胎児成分	なし	あり	あり
	絨毛形態			
	水腫状変化	大部分	一部	一部
	輪郭	貝殻模様	貝殻模様	球状
		八つ頭状	フィヨルド様	フットボール状
	絨毛間質			
	槽形成	あり	あり	あり
	間質細胞の増生	あり	なし	なし
	毛細血管の増生	あり（特に早期）	なし	なし
	線維化	まれ	あり	あり
	核崩壊像あるいはアポトーシス	あり	まれ	まれ
	栄養膜細胞			
	増殖	広範囲（CT，ST，IT）	局所的（主に ST）	なし
	異型性	しばしばあり	なし	なし
	間質への封入	あり	あり	まれ
	着床部の異型性	あり（IT）	軽度あり	なし
免疫組織化学的所見（$p57^{Kip2}$ あるいは TSSC3 の染色性）		陰性	陽性	陽性
染色体核型		diploid (46,XX, 46,XY)	triploid, diploid（まれ）	diploid, aneuploid, trisomy など
遺伝子解析		父方 2 haploid（雄核発生）	父方 2 haploid, 母方 1 haploid	父方および母方の両 haploid

[表注1]　CT：cytotrophoblast（細胞性栄養膜細胞），
　　　　　ST：syncytiotrophoblast（合胞体栄養膜細胞），
　　　　　IT：intermediate trophoblast（中間型栄養膜細胞）

[表注2]　全奇胎，部分奇胎，水腫様流産について，各々の組織学的所見，免疫組織化学的所見そして染色体核型ならびに遺伝子解析の所見をまとめた。
　　　　　超音波断層機器や hCG 測定法の進歩により胞状奇胎や流産などの異常妊娠が妊娠早期に検出・掻爬されるようになった現在，このような鑑別点に基づいた診断が重要である。

[表注3]　槽の形成に加え，絨毛形態の貝殻模様あるいは栄養膜細胞の絨毛間質への封入像などは，部分奇胎で認められる所見として強調されてきたが，全奇胎でも認められるものであり，これらの所見を判断基準として採り上げると全奇胎を部分奇胎と診断することになるので注意を要する。

［表注4］　妊娠早期の全奇胎では，部分奇胎あるいは水腫様流産とは異なり，絨毛間質細胞の増生や絨毛間質における毛細血管の増生が一部の絨毛で必ず認められる。絨毛間質の所見の差異は鑑別診断に有用である。

［表注5］　$p57^{Kip2}$ あるいは TSSC3 による免疫組織化学的所見は，細胞性栄養膜細胞と絨毛間質細胞の核の染色性を示す。なお，いずれの場合でも通常，合胞体栄養膜細胞は陰性であり，脱落膜細胞は陽性であるが，中間型栄養膜細胞は $p57^{Kip2}$ が陽性，TSSC3 は陰性である。

［表注6］　全奇胎のほとんどは雄核発生であるが，稀な例外として，家族性に発生する反復全奇胎の中には両親由来（biparental origin）のものがあることが示され[17]，最近，染色体 19q 上の遺伝子（NLRP7）変異の関与が報告された[18]。

	D13S317	D16S539		Penta D
D5S818	D7S820	CSF1PO		

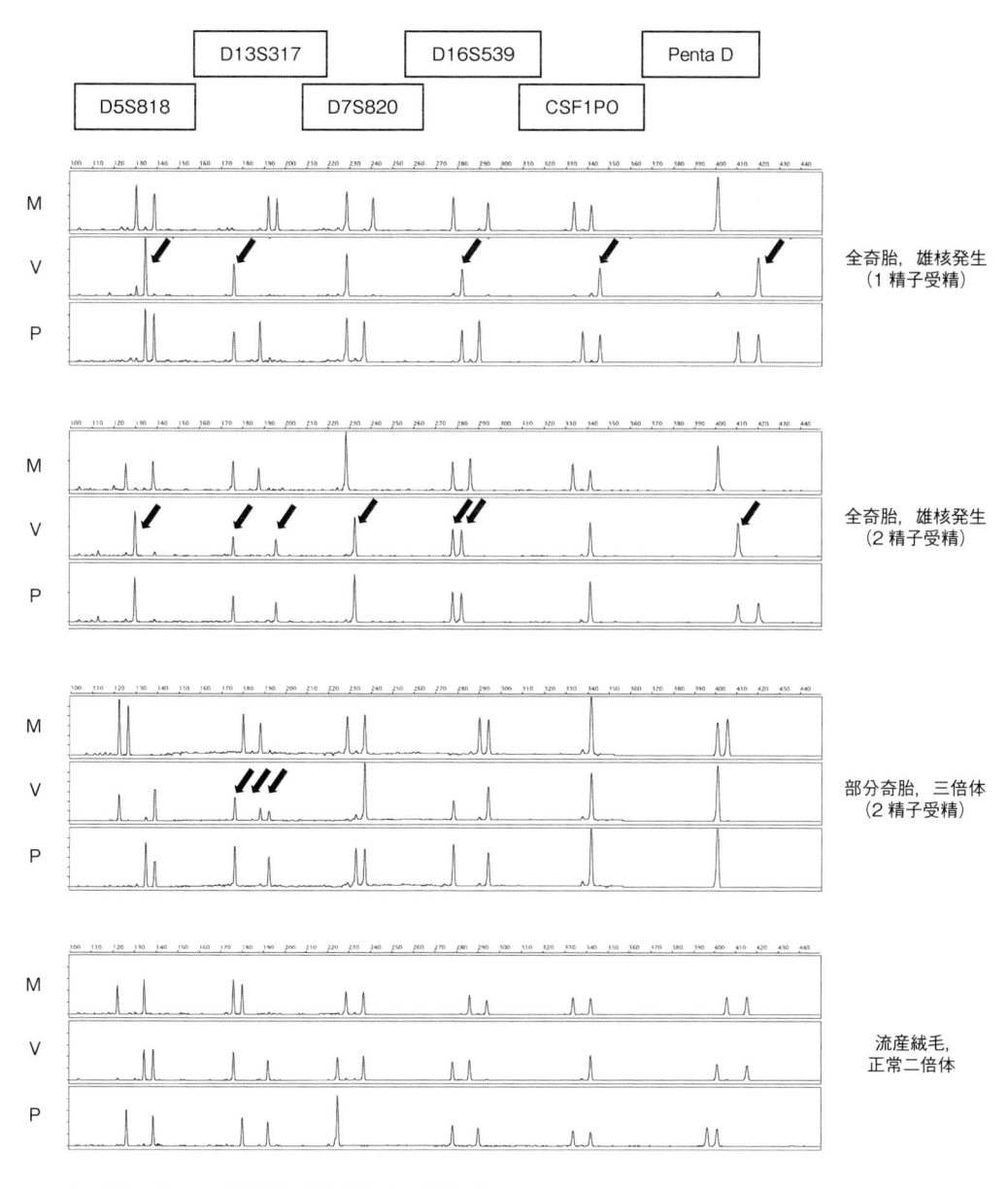

M：母体血液，V：(囊胞化)絨毛組織，P：父親血液

図1. マルチプレックスPCRとキャピラリー電気泳動によるSTR多型解析

　雄核発生による全奇胎（1精子受精と2精子受精），正常卵への2精子受精による部分奇胎（3倍体），および流産組織（2倍体）について，5種類の染色体の6カ所におけるSTR多型解析の実例を示す。

　雄核発生では絨毛組織のバンドはすべて父親由来である。母親由来のバンドを持たないローカス（図中矢印）が認められる。1精子受精では全ローカスにおいてバンドは1本であるが，2精子受精では2本のバンドを有するローカスが認められる。3倍体では，絨毛組織はすべて両親由来であり，3本のバンドを有するローカスが認められる。2本のバンドは母親由来のバンドと一致せず，2精子受精と考えられる。正常2倍体の流産絨毛はすべて両親由来であり，母親バンド1本と父親バンド1本が認められる。

2. 侵入胞状奇胎 invasive hydatidiform mole

胞状奇胎（全奇胎あるいは部分奇胎）絨毛が子宮筋層あるいは筋層の血管への侵入像を示すものを言い，確定診断は組織学的検査による。　図譜　9a, b

> **注**　胞状奇胎に引き続く子宮筋層内病巣では，侵入絨毛が囊胞状でないこともある。また，その形状は明らかな絨毛のほか，硝子化した絨毛影のこともあるが，それらの場合でも侵入奇胎とする。なお，病理組織学的診断上は全奇胎由来あるいは部分奇胎由来の区別をしない。　図譜　9c

3. 絨毛癌 choriocarcinoma

異型性を示す栄養膜細胞の異常増殖からなる悪性腫瘍である。

肉眼的には中心部は出血性で，変性・壊死を伴う充実性の腫瘤を形成する。腫瘍細胞は腫瘤の辺縁部に認められることが多く，間質成分は乏しい。組織学的に合胞体栄養膜細胞，細胞性栄養膜細胞ないし中間型栄養膜細胞由来の腫瘍細胞から成り，これらが混在して充実性，シート状の増殖を示し，周囲組織や血管内に浸潤・破壊し，出血・壊死を伴うものを言う。原則的に絨毛形態は認めない。

確定診断は組織学的検査による。　図譜　10a～c

1) **妊娠性絨毛癌**（gestational choriocarcinoma）は妊娠に由来するものを言う。
    (1) **子宮絨毛癌**（uterine choriocarcinoma）は子宮に病巣が存在するものを言う。妊娠が成立し得ない部位に病巣が見出された妊娠性絨毛癌は転移性とみなす。従来，妊娠の成立し得る部位に原発巣が認められない場合には，異所性絨毛癌（heterotopic choriocarcinoma）として扱ってきたが，このような例は子宮，子宮外，または胎盤内の原発巣が検出不能，消失，または欠如している転移性絨毛癌（metastatic choriocarcinoma with no detectable primary focus）として取り扱う。
    (2) **子宮外絨毛癌**（extrauterine choriocarcinoma）は異所性妊娠の成立し得る部位に病巣が存在するが，しかも子宮には病巣が認められないものを言う。
    (3) **胎盤内絨毛癌**（intraplacental choriocarcinoma）は妊娠中の胎盤内に原発するものを言い，通常，娩出後の胎盤内で発見される。絨毛形態を伴わないことが絨毛癌の組織学的診断基準の必要条件であるが，胎盤内絨毛癌では本来の正常絨毛が存在するので，この診断基準の唯一の例外となる。しかし，母体あるいは胎児（新生児）組織への浸潤部位ないし転移病巣では絨毛形態を欠く。　図譜　11a, b

2) **非妊娠性絨毛癌**（non-gestational choriocarcinoma）は妊娠に由来しないものを言い，胚細胞腫瘍としての絨毛癌と，他癌の分化異常による絨毛癌に分けられる。

図譜　12a, b

注1　絨毛癌の確定診断を得るには，病巣からの多数の組織切片を検索し，まず絨毛形態の存在を否定することが肝要である。したがって，子宮内容搔爬物のみによる組織学的診断は原則的に確定診断としない。

注2　肉眼的に奇胎囊胞が認められず絨毛癌が疑われる場合でも，組織学的に絨毛形態を伴う侵入奇胎のことがあるので，注意を要する。

注3　子宮外絨毛癌の組織学的診断は容易ではない。特に卵管妊娠では，通常，組織学的に栄養膜細胞の増殖や間質浸潤，脈管浸潤が顕著なことが多く，卵管絨毛癌と誤診される可能性がある。絨毛が卵管に認められなくとも，腹腔内出血中に混在しているかもしれないので注意を要する。

注4　非妊娠性絨毛癌の多くは卵巣の胚細胞あるいは卵巣以外の組織に迷入した胚細胞に由来して発生するが，他組織の腫瘍細胞の脱分化（dedifferentiation）・再分化（trophoblastic differentiation）によっても発生する。

4. 胎盤部トロホブラスト腫瘍
placental site trophoblastic tumor（PSTT）

　着床部の中間型栄養膜細胞由来の腫瘍細胞の増殖により，子宮に腫瘤を形成する絨毛性疾患である。

　肉眼的には割面の膨隆を伴う灰白色の結節性病変であり，限局した病変を形成するが，境界は比較的不明瞭で出血を伴うことがある。

　組織学的には，中間型栄養膜細胞由来の腫瘍細胞の増殖による結節性病変が認められ，合胞体栄養膜細胞と細胞性栄養膜細胞の増殖を伴うことは少なく，あっても軽微である。胎盤着床部の中間型栄養膜細胞に類似した腫瘍細胞は，細胞境界明瞭で豊富な弱好酸性ないし淡明な細胞質を有し，核は類円形～多形性，クロマチンは粗造で，核小体は小型，少数でめだたない。時に2核～多核となり，大型の奇怪核も出現する。しかし，絨毛癌にみられるものより核の異型性は乏しく，核分裂像も少ない（2-4/10 強拡大視野）。周囲組織への腫瘍細胞の浸潤像は明瞭で，典型的な場合には，腫瘍細胞が単独あるいは小集団をなして，平滑筋束を押し分けるように増殖する像がみられる。また，腫瘍細胞は血管内皮下に強い増殖傾向を示し，内皮細胞の破綻，血管壁の置換やフィブリノイド変性などの変化がみられる。絨毛形態は通常存在しない。　図譜 13a～d

> 注1　本疾患は，1976年にKurman et al.[19)]が trophoblastic pseudotumor という名称で報告して以来注目され，その後，悪性例が認められたことから Scully et al.[20)]が 1981 年に placental site trophoblastic tumor と名称を改め，腫瘍として今日取扱われている。

> 注2　絨毛癌との組織学的鑑別点は，核分裂像が少ないこと，合胞体ならびに細胞性栄養膜細胞を欠如すること，および出血・壊死傾向の少ないことなどである。免疫組織化学的には cytokeratin が陽性で，また placental alkaline phosphatase（PLAP），hPL は高率に陽性であるが，hCG の陽性細胞は一般に少ない。
> 　図譜 13e

5. 類上皮性トロホブラスト腫瘍
epithelioid trophoblastic tumor（ETT）

　中間型栄養膜細胞が腫瘍化した絨毛性疾患に属するが，絨毛膜部の中間型栄養膜細胞に由来する点が胎盤部トロホブラスト腫瘍（PSTT）とは異なる。絨毛性疾患の中で最も新しく，稀な疾患である。

　肉眼的には PSTT に比べて比較的境界明瞭な灰白色の結節性病変であるが，浸潤性発育を示すこともある。

　組織学的には上皮性腫瘍に類似した増殖形態を特徴とするが，PSTT や絨毛癌などとは区別され得る腫瘍である。形状や大きさの比較的そろった単核の中間型栄養膜細胞が胞巣状から索状に増殖し，上皮様の形態を保ったまま浸潤する。中心部に硝子様変化あるいは壊死を伴うことが多く，時に石灰化を示す。免疫組織化学的には cytokeratin 陽性で，一部の腫瘍細胞が hPL，hCG，α-インヒビン（inhibin）あるいは PLAP に陽性である。約 30〜50％ が子宮頸部に発生するので，子宮頸部扁平上皮癌と鑑別を要することがある。　　図譜　14a〜e

> 注1　ETT は，1993 年に Silva et al.[21] により multiple nodules of intermediate trophoblast of uterus として報告されたのが最初であり，1994 年に Mazur and Kurman[22] によって ETT と名付けられた。その後，1998 年に Shih and Kurman[23] によって臨床病理学的特徴がまとめられ，絨毛性疾患の中の 1 つのカテゴリーとして提唱されるに至った。

> 注2　Shih and Kurman は中間型栄養膜細胞（intermediate trophoblast：IT）の分化と，その中での ETT や PSTT などの位置づけについて，下図のような説を唱えている[24]。すなわち，villous IT からは，絨毛膜無毛部（chorion leave）に存在する chorionic-type IT と着床部（implantation site）に存在する implantation site IT の 2 種類が分化する。そして，前者の性格を持つ非腫瘍性病変が着床部結節であり，腫瘍が ETT であるとしている。一方，後者の性格を持つ非腫瘍性病変が過大着床部であり，腫瘍が PSTT であるとしている。

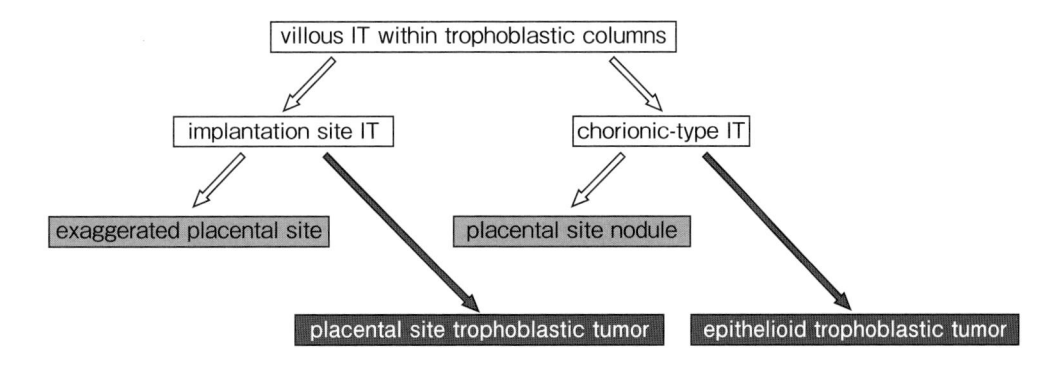

```
           villous IT within trophoblastic columns
                  ↙                    ↘
         implantation site IT        chorionic-type IT
              ↙       ↘                ↙         ↘
  exaggerated          placental site nodule
  placental site              
              ↘                                  ↙
           placental site trophoblastic tumor   epithelioid trophoblastic tumor
```

Intermediate trophoblast 分化の概念図

6. 存続絨毛症 persistent trophoblastic disease

　胞状奇胎をはじめ，分娩，流産，異所性妊娠など，あらゆる妊娠の終了後，hCG 値の測定や画像検査などにより，侵入奇胎または絨毛癌などの続発が臨床的に疑われるが，病巣の組織学的確認が得られないか，得られてもその所見が不明確なために診断を確定し得ないものを言い，以下の三つに分類する。

1）奇胎後 hCG 存続症 post-molar persistent hCG

　胞状奇胎除去後，hCG 値の下降が経過非順調型（Ⅱ型）で（図2），しかも臨床的に病巣の存在が確認されないものを言う。

2）臨床的侵入奇胎 clinical invasive mole

　主に胞状奇胎除去後，臨床的に病巣が確認され，絨毛癌診断スコア（表2）によって臨床的侵入奇胎と診断されるものを言う。

3）臨床的絨毛癌 clinical choriocarcinoma

　胞状奇胎を含むあらゆる妊娠の後，臨床的に病巣の存在が確認され，絨毛癌診断スコアによって臨床的絨毛癌と診断されるものを言う。

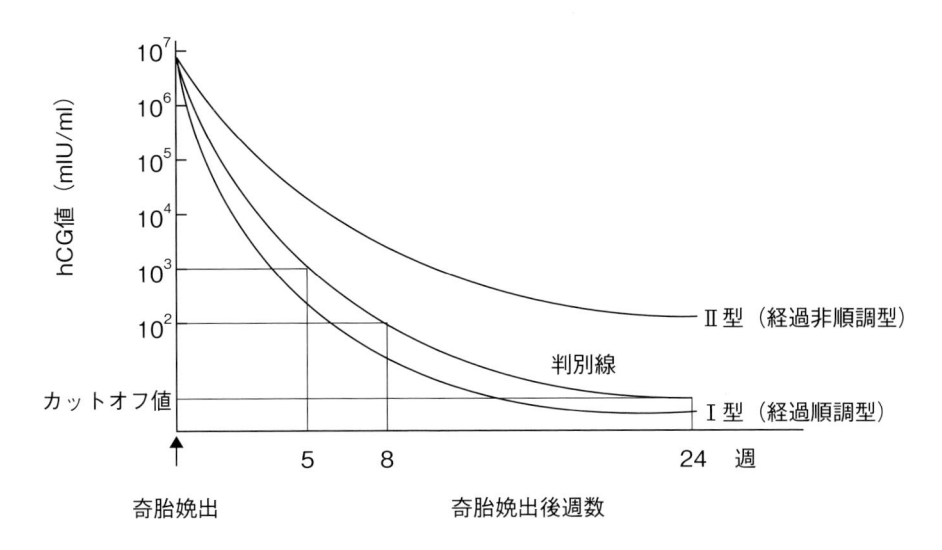

図2. 胞状奇胎娩出後のhCG値の減衰パターンの分類

胞状奇胎娩出後1〜2週間隔でhCG値を測定し，5週で1,000 mIU/ml，8週で100 mIU/ml，24週でカットオフ値の3点を結ぶ線を判別線（discrimination line）とし，いずれの時点でもこの線を下回る場合を経過順調型（Ⅰ型）とし，いずれか一つ以上の時点でこの線を上回る場合を経過非順調型（Ⅱ型）と分類する。

[図注1] 初回の搔爬日を，奇胎娩出（第0日）とする。ただし，搔爬後に画像検査などで子宮腔内に奇胎組織の遺残がないことを確認する。

[図注2] 判別線の最終チェックポイントを奇胎娩出後24週の時点とする。従来の20週を24週に変更した理由は，本邦の研究結果[25]と国際的な趨勢[26]に基づいている。すなわち，奇胎娩出後に侵入奇胎あるいは絨毛癌などを続発しなかった432例の解析では，hCGがカットオフ値以下に下降したのは20.7±4.2週後であった。また367例の解析では，20週時点でカットオフ値以上のものが14例（3.8％）であったが，24週とした場合には5例（1.1％）に減少していたことが示された。

[図注3] hCG値のフォローアップに際して，尿中よりも血中hCG測定が望ましく，また，測定単位はmIU/mlとし，ng/mlは使用しない（63頁：表3-1を参照）。

表2. 絨毛癌診断スコア

スコア (絨毛癌である可能性)		0 (～50%)	1 (～60%)	2 (～70%)	3 (～80%)	4 (～90%)	5 (～100%)
先行妊娠		胞状奇胎			流産		正期産
潜伏期		～6カ月未満				6カ月～3年未満	3年～
原発病巣		子宮体部 子宮傍結合織 腟			卵管 卵巣	子宮頸部	骨盤外
転移部位		なし 肺 骨盤内					骨盤外 (肺を除く)
肺転移巣	直径	～20 mm未満			20～30 mm未満		30 mm～
	大小不同性	なし				あり	
	個数	～20					21～
hCG値 (mIU/ml)		～10^6未満	10^6～10^7未満		10^7～		
基礎体温 (月経周期)		不規則・1相性 (不規則)					2相性 (整調)

［表注1］絨毛癌診断スコアの採点基準

1. 先行妊娠：直前の妊娠とする。
2. 潜伏期：先行妊娠の終了から診断までの期間とする。
3. 肺転移巣の大小不同性：肺陰影の大小に直径1 cm以上の差がある場合に大小不同とする。なお，肺転移巣の診断（直径，大小不同性，個数）は，今日ではCT画像で行われることが多いが，本診断スコアでの評価は胸部X線写真に基づく解析結果に基づいている。
4. 基礎体温（月経周期）：先行妊娠の終了から診断までの期間に，少なくとも数カ月以上続いて基礎体温が二相性を示すか，あるいは，規則正しく月経が発来する場合に整調とする。なお，整調でなくともこの間にhCGがカットオフ値以下であることが数回にわたって確認されていれば5点を与える。
5. 胞状奇胎娩出後，hCGがカットオフ値以下になった後に，新たな妊娠ではなくhCG値の再上昇を示す場合には5点を与える。

［表注2］絨毛癌診断スコアによる存続絨毛症の鑑別診断

1. 合計スコアが4点以下の場合は，臨床的侵入奇胎と診断する。
   合計スコアが5点以上の場合は，臨床的絨毛癌と診断する。
2. 日本産科婦人科学会絨毛性疾患登録委員会による全国病院の登録成績[27]によれば，組織学的に診断された侵入奇胎459例と絨毛癌350例について絨毛癌診断スコアを適用した結果，合計スコア4点以下の場合，臨床的侵入奇胎の正診率は94.1%（432/459）であり，5点以上の場合，臨床的絨毛癌の正診率は91.4%（320/350）であった。

注1 絨毛性疾患では，化学療法のみで治療され，病巣の組織学的診断が得られないことが多く，また後になって病巣組織を採取する機会があっても，治療による変化などのために診断を確定できないことがある。このような例を臨床的に区別し，治療（管理）の対象とする目的で存続絨毛症という分類を設けた。

注2 病巣の存在を確認できない時は，奇胎後hCG存続症とし，その存在を確認できる場合には，絨毛癌診断スコアを用いて，臨床的侵入奇胎あるいは臨床的絨毛癌のいずれかに分類する。

注3 絨毛癌診断スコアとFIGO 2000 staging and risk factor scoring system for gestational trophoblastic neoplasia（FIGO 2000 system）

　絨毛癌診断スコアは，Ishizuka, et al. によって作成された本邦独自のスコアリングシステムである[28,29,30]。組織学的診断材料の得にくい絨毛性疾患では，臨床診断と病理診断との間の唯一の架け橋となっており，その有用性は高く，現在でも本邦では広く用いられている。一方，FIGO 2000 system（71頁：「X. FIGO 2000 staging and risk factor scoring system for gestational trophoblastic neoplasia」を参照）でのスコアリングによるリスク分類の概念は絨毛癌診断スコアと変わるところはないが，そこには病理学的診断が考慮されていない点が異なっている。

　本邦の登録事業は絨毛癌診断スコアに基づいて行われてきた経緯があり，その膨大な臨床成績をさらに蓄積していく必要がある。また，FIGO 2000 system は国際的基準としての意義があり，重要である。したがって，これからは両者を考慮した診断・治療成績の評価，また登録が望まれる（75頁：「第3部，絨毛性疾患の地域登録」を参照）。

注4 quiescent gestational trophoblastic disease

　胞状奇胎を含むあらゆる妊娠の後，あるいは続発性疾患に対する治療の後，臨床的に病巣の存在が確認されないにもかかわらず，低単位のhCG（通常，200 mIU/ml以下）が3カ月以上の長期間にわたって持続的に検出される病態を指し，絨毛性疾患のinactive formとして2003年に提唱された名称である[31]。

　現時点ではその病態は必ずしも明らかにされておらず，hCGが持続的に分泌されているとは言え，本邦分類の存続絨毛症とは別個の範疇に入るものである（57頁：「Ⅶ. hCGの低単位持続分泌症例の取扱い」を参照）。

7. 非腫瘍性トロホブラスト病変

1）過大着床部 exaggerated placental site　　図譜　15

　着床部における中間型栄養膜細胞の過剰な非腫瘍性増殖を言う。この病変はかつて syncytial endometritis, benign chorionic invasion と呼ばれていた。正常妊娠，流産，あるいはしばしば胞状奇胎に併発する。

　中間型栄養膜細胞と多数の合胞体栄養膜細胞が子宮内膜とそれに接する子宮筋層に著しい浸潤性増殖を示す。しかし，通常，正常の子宮内膜腺，筋層，血管の構造は保たれている。子宮内膜生検材料では胎盤部トロホブラスト腫瘍（PSTT）との鑑別が困難なことがある。病巣が限局性で，組織学的に核分裂像がなく，細胞間に硝子様物質が豊富にあり，脱落膜と絨毛を伴う時は過大着床部の可能性が高い。中間型栄養膜細胞によるらせん動脈への浸潤像は正常でもみられ，腫瘍を示す所見ではない。栄養膜細胞の集塊が大きく，核分裂像が稀ならず認められるときには，PSTT を疑う。PSTT では通常は絨毛構造は認められない。

2）着床部結節/斑 placental site nodule and plaque　　図譜　16a～c

　硝子様変性物質に埋没した中間型栄養膜細胞が1～数個の結節をつくるものを言う。本疾患は明らかな妊娠歴のない，あるいは先行妊娠から数年以上経た女性にもみられることのある良性の病変である。過多月経や不正子宮出血を伴うことが多く，他の疾患で摘出された子宮で偶然に発見されることもある。

　肉眼的には，子宮内膜に黄白色の硬い小結節として認められ，また組織学的には，1～数個の境界明瞭な結節が子宮内膜あるいは子宮筋層表層にみられる。結節の間質は硝子化し，硝子化した間質が1個あるいは数個の中間型栄養膜細胞を取り囲む。細胞質は広く，弱好酸性あるいは空胞状を呈し，細胞膜は明瞭，核は小型で，クロマチンはやや増量し，核膜不整で，変性傾向をみることも多い。核分裂像はほとんど認められない。周囲の子宮内膜には妊娠性変化をみることはない。

　免疫組織化学的には cytokeratin 陽性，hPL が少数の細胞に陽性を示すことがある。子宮内膜生検材料では，PSTT および扁平上皮癌と鑑別を要することがある。

文　献

1) 松井英雄，飯塚美徳，関谷宗英，他．胎児共存奇胎の管理全国統計の結果と文献的考察．日産婦誌 1999 ; 51 : 1-8.
2) Matsui H, Sekiya S, Hando T, et al. Hydatidiform mole coexistent with a twin live fetus : a national collaborative study in Japan. Hum Reprod 2000 ; 15 : 608-11.
3) Sebire NJ, Foskett M, Paradinas FJ, et al. Outcome of twin pregnancies with complete hydatidiform mole and healthy co-twin. Lancet 2002 ; 359 : 2165-6.
4) Niemann I, Bolund L, Sunde L. Twin pregnancies with diploid hydatidiform mole and co-existing normal fetus may originate from one oocyte. Hum Reprod 2008 ; 23 : 2031-5.
5) Castrillon DH, Sun D, Weremowicz S, et al. Discrimination of complete hydatidiform mole from its mimics by immunohistochemistry of the paternally imprinted gene product $p57^{Kip2}$. Am J Surg Pathol 2001 ; 25 : 1225-30.
6) Fukunaga M. Immunohistochemical characterization of $p57^{Kip2}$ expression in early hydatidiform moles. Hum Pathol 2002 ; 33 : 1188-92.
7) Kihara M, Matsui H, Seki K, et al. Genetic origin and imprinting in hydatidiform moles. Comparison between DNA polymorphism analysis and immunoreactivity of $p57^{Kip2}$. J Reprod Med 2005 ; 50 : 307-12.
8) Kato H, Matsuda T, Hirakawa T, et al. Differential diagnosis between complete and partial mole by TSSC3 antibody completely correlates to DNA diagnosis. Diagn Mol Pathol 2005 ; 14 : 164-9.
9) Kato H, Wake N. Differential diagnosis between complete and partial mole using a TSSC3 antibody : correlation with DNA polymorphic marker analysis. J Reprod Med 2006 ; 51 : 861-7.
10) Kaneki E, Kobayashi H, Hirakawa T, et al. Incidence of postmolar gestational trophoblastic disease in androgenetic moles and the morphological features associated with low risk postmolar gestational trophoblastic disease. Cancer Sci 2010 ; 101 : 1717-21.
11) Niemann I, Petersen LK, Hansen ES, et al. Predictors of low risk of persistent trophoblastic disease in molar pregnancies. Obstet Gynecol 2006 ; 107 : 1006-11.
12) Niemann I, Hansen ES, Sunde L. The risk of persistent trophoblastic disease after hydatidiform mole classified by morphology and ploidy. Gynecol Oncol 2007 ; 104 : 411-5.
13) Baasanjav B, Usui H, Kihara M, et al. The risk of post-molar gestational trophoblastic neoplasia is higher in heterozygous than in homozygous complete hydatidiform moles. Hum Reprod 2010 ; 25 : 1183-91.
14) Kajii T, Ohama K. Androgenetic origin of hydatidiform mole. Nature 1977 ; 268 : 633-4.
15) Wake N, Takagi N, Sasaki M. Androgenesis as a cause of hydatidiform mole. J Natl Cancer Inst 1978 ; 60 : 51-7.
16) Yamashita K, Wake N, Araki T, et al. Human lymphocyte antigen expression in hydatidiform mole : Androgenesis following fertilization by a haploid sperm. Am J Obstet Gynecol 1979 ; 135 : 597-600.
17) Fisher RA, Hodges MD, Newlands ES. Familial recurrent hydatidiform mole : a review. J Reprod Med 2004 ; 49 : 595-601.

18) Wang CM, Dixon PH, Decordova S, et al. Identification of 13 novel NLRP7 mutations in 20 families with recurrent hydatidiform mole ; missense mutations cluster in the leucin-rich region. J Med Genet 2009 ; 46 : 569-75.
19) Kurman RJ, Scully RE, Norris HJ. Trophoblastic pseudotumor of the uterus : an exaggerated form of "syncytial endometritis" simulating a malignant tumor. Cancer 1976 ; 38 : 1214-26.
20) Scully RE, Young RH. Trophoblastic pseudotumor : a reappraisal. Am J Surg Pathol 1981 ; 5 : 75-6.
21) Silva EG, Tornos C, Lage J, et al. Multiple nodules of intermediate trophoblast following hydatidiform moles. Int J Gynecol Pathol 1993 ; 12 : 324-32.
22) Mazur MT, Kurman RJ. Gestational trophoblastic disease. In : Kurman RJ, editor. Blaustein's Pathology of the Female Genital Tract. 4th ed. New York : Springer ; 1994. p. 1049-93.
23) Shih IM, Kurman RJ. Epithelioid trophoblastic tumor — A neoplasm distinct from choriocarcinoma and placental site trophoblastic tumor simulating carcinoma. Am J Surg Pathol 1998 ; 22 : 1393-403.
24) Shih IM, Kurman RJ. The pathology of intermediate trophoblastic tumors and tumor-like lesions. Int J Gynecol Pathol 2001 ; 20 : 31-47.
25) Matsui H, Iitsuka Y, Yamazawa K, et al. Criteria for initiating chemotherapy in patients after evacuation of hydatidiform mole. Tumour Biol 2003 ; 24 : 140-6.
26) Ngan HY, Bender H, Benedet JL, et al. Gestational trophoblastic neoplasia, FIGO 2000 staging and classification. Int J Gynecol Obstet 2003 ; 83 : 175-7.
27) 絨毛性疾患登録委員会報告．日産婦誌 1987 ; 39 : 871-80.
28) Ishizuka N. Studies on trophoblastic neoplasia. In : Hirayama T, editor. Gann Monograph on Cancer Research. No 18, Cancer in Asia. Tokyo : University of Tokyo Press ; 1976. p. 203-16.
29) Ishizuka N, Tomoda Y, Kasaki S, et al. Assessment of "choriocarcinoma risk score table" for clinical differentiation between choriocarcinoma and invasive mole. Acta Obst Gynecol Jpn 1984 ; 36 : 459-62.
30) Okamoto T, Nomura S, Nakanishi T, et al. Choriocarcinoma diagnostic score : a scoring system to differentiate choriocarcinoma from invasive mole. Int J Gynecol Cancer 1998 ; 8 : 128-32.
31) Khanlian SA, Smith HO, Cole LA. Persistent low levels of human chorionic gonadotropin : A premalignant gestational trophoblastic disease. Am J Obstet Gynecol 2003 ; 188 : 1254-9.

第2部

絨毛性疾患の臨床

I 胞状奇胎の取扱い

1. 胞状奇胎の診断

　胞状奇胎の診断は，肉眼的精査に加えて，組織学的になされなければならない。さらに，胞状奇胎と水腫様流産，あるいは全奇胎と部分奇胎との鑑別などには，免疫組織化学的検査，染色体検査，遺伝子検査などを行わないと確定診断が得られない場合も少なくなく，それらの検査を併用することが望ましい。

　したがって，たとえ肉眼的に囊胞化絨毛が認められない場合でも組織学的検査は必ず行い，併用する検査も後に行えるように，組織（あるいは DNA）を保存しておく必要がある。

1）臨床所見と症状

　今日では妊娠の診断や経過観察に超音波断層法が一般的に用いられるようになり，胎囊や胎児発育が認められない流産や胞状奇胎などの異常妊娠は妊娠 8 週頃までには診断され，その妊娠は中絶（termination）される。したがって，胞状奇胎の古典的症状（無月経後の子宮出血，妊娠週数に比しての子宮腫大，重症悪阻，妊娠高血圧症候群様症状，卵巣ルテイン囊胞，など）を伴うとは限らない。これらの症状は，胞状奇胎妊娠が 10 週頃を超えてから出現してくることが多い。

　胞状奇胎では異常に増殖した栄養膜細胞から大量に hCG が分泌されるため，hCG 値は正常妊娠に比較して異常高値（100,000 ～ 1,000,000 mIU/ml）を示すことが多いが，妊娠早期の症例や部分奇胎では必ずしも高くはない。

2）超音波断層法所見

　胞状奇胎では，子宮内腔に特徴的な多数の囊胞像（multivesicular pattern, 図 3-1）が描出されるので診断は容易である。全奇胎では胎児像は認められない。しかし，妊娠早期（10 週頃以前）の胞状奇胎では必ずしも典型的な囊胞像を示すとは限らず，通常の流産として看過され，処置されてしまうことが少なくない。

> **注** 妊娠早期胞状奇胎の超音波断層法診断
> 　近年，妊娠早期胞状奇胎の超音波断層法所見についての知見が集積し，全奇胎の正診率は 90% 程度に高まってきたが，部分奇胎は流産と診断されていることが多く，超音波断層法による正診率は 20 ～ 50% 程度に留まっている[1,2,3,4]。妊娠早期部分奇胎に特異的な超音波断層法像についての報告[4,5]もあるが，今後の検討課題と言える。

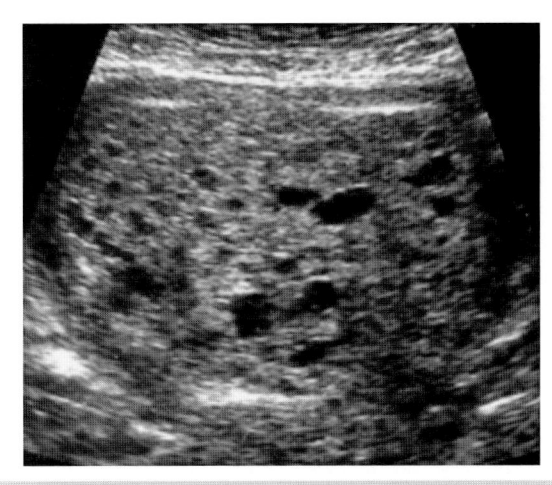

図 3-1. 典型的な全胞状奇胎の超音波断層法像（妊娠 12 週）

絨毛は multivesicular pattern を呈し，胎嚢あるいは胎児は認められない。

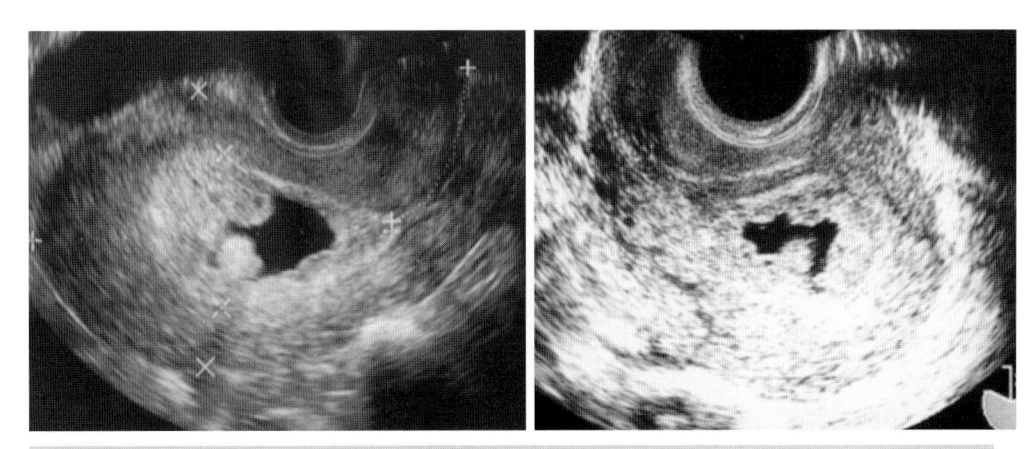

図 3-2. 妊娠早期全胞状奇胎の超音波断層法像（左図：妊娠 8 週，右図：妊娠 10 週）

胎嚢を欠き，絨毛および脱落膜に相当する領域の不規則な肥厚と子宮内の液体貯留像が認められる。
絨毛の嚢胞状変化は不明瞭である。

(1) 全胞状奇胎

　妊娠早期の胞状奇胎では，いわゆる multivesicle は観察されず，肥厚した絨毛が子宮内腔に向けて不規則に膨隆し，子宮内の液体貯留（echo free space）を伴って，一見して変形した胎嚢のような構造（図 3-2）を呈する。
　卵黄嚢や羊膜を欠くことが鑑別の指標となる。絨毛と筋層との境界は比較的明瞭である。全奇胎は胎嚢を欠くため，hCG 定量法と組み合わせれば正常妊娠でないことを診断するのは容易だが，画像診断のみで部分奇胎と鑑別することは困難である。

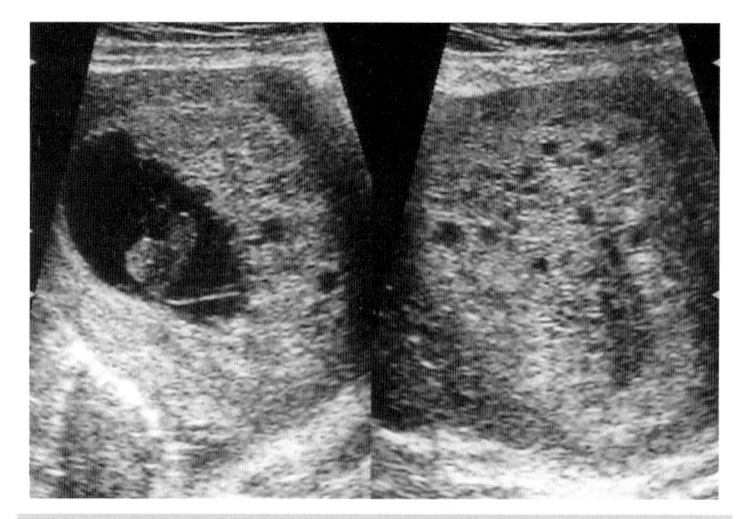

図 4-1. 典型的な部分胞状奇胎の超音波断層法像（妊娠 10 週）

胎盤の多くの部分は囊胞状変化を呈し，胎児が認められる．間葉性異形成胎盤との鑑別を要する．右図部分だけを見ると全奇胎との鑑別は困難である．

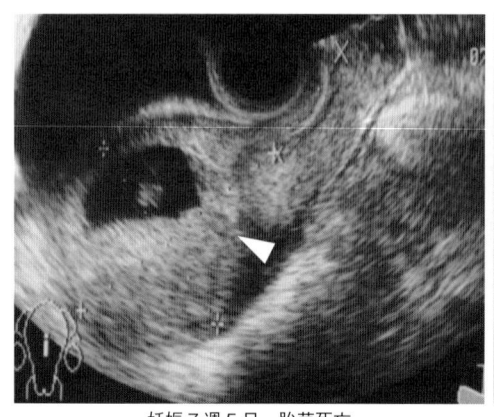

妊娠 7 週 5 日，胎芽死亡　　　　　　　　　　妊娠 9 週 3 日

図 4-2. 妊娠早期部分胞状奇胎の超音波断層法像

左図では胎囊側の絨毛膜がやや不整で，その中に囊胞のように見える像が認められる（△）．
右図では，胎囊あるいは胎児は認められず，絨毛の囊胞状変化は明らかではない．

（2）部分胞状奇胎

　一般には，子宮内に胎囊，卵黄囊，次いで胎児が観察され，正常妊娠として経過観察が開始された後に絨毛の囊胞化が認められるようになる（図 4-1）．この時点で部分奇胎が疑われることが多いが，部分奇胎の所見は全奇胎より多彩である．

　3 倍体である部分奇胎の胎児は，多くの場合妊娠初期に枯死卵あるいは子宮内胎児死亡の像を呈するが，その時点で絨毛が囊胞化していないことがある．さらに，3 倍体の胚は必ずしも胎囊や胎児を伴うわけではなく，このような場合には

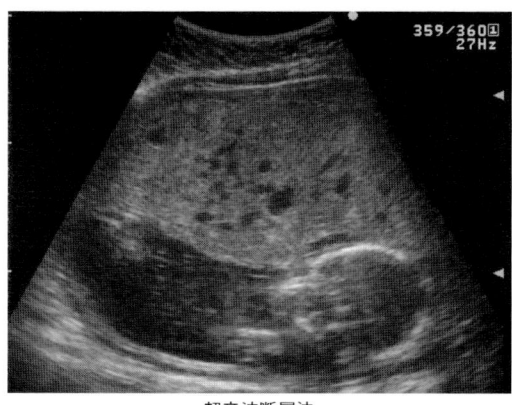

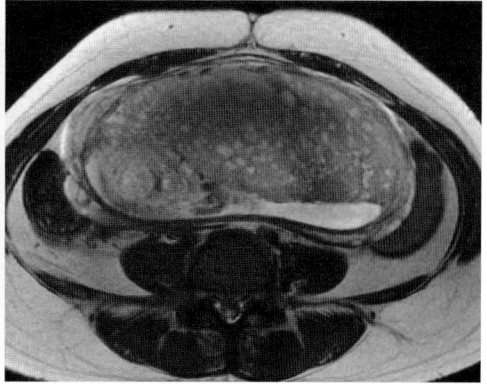

超音波断層法　　　　　　　　　　　　　　　MRI（T2WI）

図5. 間葉性異形成胎盤の画像（妊娠18週）

胎盤の中には，囊胞状変化を呈する多数の絨毛と拡張した血管様構造が混在している．胎盤は大きく，胎児が認められる．部分奇胎との鑑別を要する．

前述した全奇胎との画像診断上の鑑別が困難である（図4-2）．

胎児が生存したまま絨毛がmultivesicular patternを呈する場合には，胎児共存奇胎，間葉性異形成胎盤（図5），あるいは2倍体と3倍体のモザイクとの鑑別を要する．

注1 間葉性異形成胎盤（絨毛間質形成不全）placental mesenchymal dysplasia（PMD）
　　　　　　　　　　　　　　　　　　　　　　　　　図譜　17a～d

肉眼的には，胎盤の胎児面には怒張し蛇行する血管が，母体面にはぶどう状・水腫状に腫大した絨毛が認められ，しばしば部分奇胎と誤って診断される．

組織学的には，幹絨毛内の間質に槽の形成や種々の程度の水腫状変化を認め，拡張した血管内に時に血栓形成を伴う．また，中間絨毛や末梢絨毛に線維芽細胞の増殖によるhypercellularityの像や絨毛周辺部への血管の偏在や小血管増生（chorangiosis）も認められる．栄養膜細胞の増殖が欠如していることから部分奇胎あるいは全奇胎とは鑑別できる．

児は大部分が女児であり，染色体核型はdiploidである．一般的には胎児発育遅延をきたすが，約1/3の児でBeckwith-Wiedemann症候群（BWS）の特徴を示す（臍ヘルニア，巨舌症，内臓巨大症）．BWSは，通常，染色体11p15.5のimprinted geneの異常発現の結果であり，PMDの病因の一つとしてimprinted geneの異常発現が示唆されている．

注2 胎盤中隔囊腫 placental septal cyst　　図譜　18a, b

胞状奇胎の水腫様絨毛や間葉性異形成胎盤の水腫様幹絨毛との鑑別を要する病変である．

囊腫壁は胞状奇胎に比して厚く，PMDのような血管の増生も，また栄養膜細胞の増殖も認められない．囊腫壁には脱落膜組織が認められる．

2. 胞状奇胎の治療

1）胞状奇胎除去術

　胞状奇胎と診断された場合には，胎盤鉗子あるいは吸引装置を用いて胞状奇胎除去術を行う．最後にキュレットを用いて子宮壁を掻爬した後，超音波断層検査にて子宮腔内の奇胎組織が排出されたことを確認して手術を終了する．

　内容物の肉眼的な検査を十分に行った後，必ず組織学的検査を行い，胞状奇胎であることを確認する．

　挙児希望がない場合には胞状奇胎を容れたまま（mole in utero）で子宮摘出術が選択されることもあるが，続発率を含めた予後の改善に必ずしもつながらない[6]ことから，胞状奇胎除去術を原則とする．

2）子宮内再掻爬術

　再掻爬は不必要との報告もあるが[7,8]，超音波断層法などの画像検査で胞状奇胎の遺残が疑われる場合は，1週間後に再度子宮内掻爬を施行し，胞状奇胎組織の遺残がないことを組織学的にも確認することが望ましい．

　再掻爬施行の有無にかかわらず，以後の管理に際しては，子宮腔内の空虚化（emptiness）を確認しておくことが肝要である．

3. 胞状奇胎娩出後の管理

　胞状奇胎娩出後の管理は，一次管理と二次管理に分けられる．

1）一次管理

　胞状奇胎娩出後，hCG値が測定感度以下に至るまでの管理である．

（1）胞状奇胎の掻爬による子宮腔内の空虚化の確認

　　子宮腔内に奇胎組織の遺残がないことを，画像あるいは組織学的に確認する．

（2）hCG値の減衰パターンの観察

　　胞状奇胎娩出後は定期的（1～2週間隔）に血中hCG値を測定し，図2（27頁）に則り管理する．

　　順調に経過すれば，ほとんどの症例では胞状奇胎娩出後14～16週間以内にhCGはカットオフ値以下に下降する[9,10]．一次管理の期間中にhCG値が経過非順調型を示す場合は，侵入奇胎に進展していることがほとんどであり，絨毛癌の可能性は極めて稀である．

（3）病巣の検出

　　経過非順調型の場合，全身を検索して病巣の検出に努める．病巣の存在が確認できなければ奇胎後hCG存続症と診断する．病巣が確認された場合は，絨毛癌診断スコアを適用して診断する．

2）二次管理

一次管理終了後，すなわち胞状奇胎娩出後にhCGがカットオフ値以下になってからの続発性疾患の発症を早期に発見するための管理である。二次管理の期間中に発症する続発性疾患の多くは絨毛癌である。

定期的に血中hCG値を測定し，カットオフ値以下にあることを確認する。二次管理の期間として，3～4年間が必要である[11]。妊娠を許可した後でも，少なくともこの期間中はhCGの干渉がない内分泌環境であることを確認するためにも基礎体温を測定する。二次管理の期間中にhCG値の上昇が認められた場合には，新たな妊娠の成立を否定した上で，続発性疾患病巣の検出に努める。

しかし，今日用いられているいずれのhCG測定系をもってしても，栄養膜細胞の遺残が皆無であることを証明することはできない（59頁：「Ⅷ．hCGとその測定法」を参照）。したがって，胞状奇胎娩出後にhCGがカットオフ値以下を示している場合でも，絨毛癌をはじめとする続発性疾患を発症する可能性は否定できない。

3）続発性疾患の発症

胞状奇胎娩出後の一次管理の中で，全奇胎の10～20％，部分奇胎の2～4％に侵入奇胎の続発が認められ，また二次管理中に全奇胎の1～2％に絨毛癌の続発が認められる[12,13,14]。このように，全奇胎のほうが部分奇胎よりも続発性疾患の発症率は高いが，部分奇胎でも絨毛癌を続発することが報告されている[13,15]。

したがって，部分奇胎も含めて，胞状奇胎の症例は厳重に経過観察していく必要がある。

4）妊娠の許可基準

胞状奇胎娩出後，hCGのカットオフ値以下が約3～6カ月間続いていれば，妊娠を許可してもよい。なお，胞状奇胎の既往が新たな妊娠の転帰（流産，早産，妊娠合併症などの発生率）に影響を及ぼすことはないとされている[16,17,18]。ただし，胞状奇胎の反復率は1.4％とされ，一般的な胞状奇胎の発生率より5倍ほど高い[16]。

4．胎児共存奇胎の取扱い

胎児と胞状奇胎が認められる病態は二つある。すなわち部分奇胎の場合と，あるいは正常胎児と全奇胎との双胎（complete hydatidiform mole coexistent with a fetus：CHMCF）の場合である。CHMCFは非常に稀であり，その発症頻度は1/22,000～1/100,000妊娠であるが[19,20]，排卵誘発例におけるCHMCFの報告は比較的多い[21]。

CHMCFの場合，胎児染色体は正常であり生児を得ることは可能であるが，同時に全奇胎を分娩まで長期間子宮内に留めることになり，続発性疾患あるいは妊娠中の合併症（胎児死亡，出血，妊娠高血圧症候群，肺塞栓症など）の発症リスクもあるので，挙児希望の強い場合には妊娠継続の可否の判断が重要となる。CHMCFの

続発性疾患の発症リスクは 35 ～ 50％[21, 22] とされており，全奇胎単独の場合よりもはるかに高い頻度である．しかし，妊娠期間の長さと続発性疾患の発症率の間には関連は認められないとされている[21]．

一方，稀に 2 倍体のものも存在するが，部分奇胎の多くは 3 倍体であり，ほとんどすべては妊娠中期までに胎内死亡し，分娩に至るものはごくわずかなので[23]，その取り扱いに関して特に問題となることはない．

したがって，超音波断層法あるいは MRI 検査などにより胎児共存奇胎が疑われた場合（図 6），まず羊水穿刺などにより胎児の染色体核型を検査する．それが 2 倍体であれば部分奇胎の可能性は少なく，CHMCF を第一に考える．そして，十分なインフォームドコンセントを踏まえて妊娠の継続を考慮する．

CHMCF は妊娠合併症の頻度が高く，また児の生存可能時期まで妊娠を継続できるのは約 40％である[21, 24]．また，妊娠が継続されたとしても早産がほとんどであり，奇形の頻度もやや高いので，児の発育状態の観察も大切である．厳重な妊娠・分娩管理と奇胎娩出後の管理を行う必要がある．

なお，奇胎娩出後の管理に際して，妊娠終了後に絨毛組織（囊胞化した部分と囊胞化していない部分）の組織学的あるいは遺伝子検査などを行い，部分奇胎か全奇胎かを確認することが重要である．

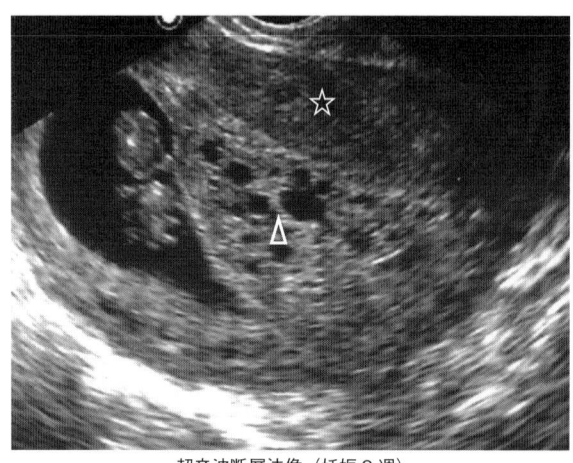

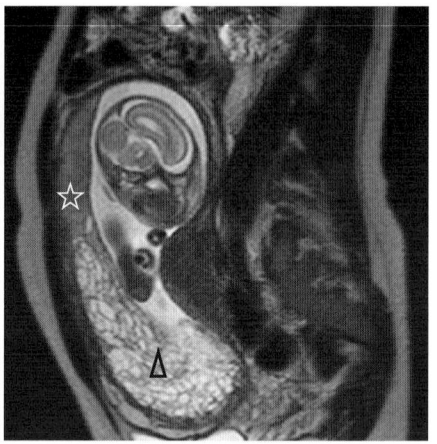

超音波断層法像（妊娠 9 週）　　　　MRI, T2WI（妊娠 23 週）

図 6．胎児共存奇胎の画像

multivesicular pattern を呈する絨毛部分（△）と，正常胎盤部分（☆）が認められる．
右図では，multivesicular pattern を呈する絨毛部分は，正常胎盤よりも T2WI 高信号を呈する像として認められる．両者の境界は明瞭に区別され，部分奇胎とは異なる像である．

文　献

1) Sebire NJ, Rees H, Paradinas F, et al. The diagnostic implications of routine ultrasound examination in histologically confirmed early molar pregnancies. Ultrasound Obstet Gynecol 2001 ; 18 : 662-5.
2) Johns J, Greenwold N, Buckley S, et al. A prospective study of ultrasound screening for molar pregnancies in missed miscarriages. Ultrasound Obstet Gynecol 2005 ; 25 : 493-7.
3) Fowler DJ, Lindsay I, Seckl MJ, et al. Routine pre-evacuation ultrasound diagnosis of hydatidiform mole : experience of more than 1000 cases from a regional referral center. Ultrasound Obstet Gynecol 2006 ; 27 : 56-60.
4) Kirk E, Papageorghiou AT, Condous G, et al. The accuracy of first trimester ultrasound in the diagnosis of hydatidiform mole. Ultrasound Obstet Gynecol 2007 ; 29 : 70-5.
5) Fine C, Bundy AL, Berkowitz RS, et al. Sonographic diagnosis of partial hydatidiform mole. Obstet Gynecol 1989 ; 73 : 414-8.
6) Bahar AM, el-Ashnehi MS, Senthilselvan A. Hydatidiform mole in the elderly : hysterectomy or evacuation? Int J Gynecol Obstet 1989 ; 29 : 233-8.
7) Schlaerth JB, Morrow CP, Rodriguez M. Diagnostic and therapeutic curettage in gestational trophoblastic disease. Am J Obstet Gynecol 1990 ; 162 : 1465-70.
8) van Trommel NE, Massuger LF, Verheijen RH, et al. The curative effect of a second curettage in persistent trophoblastic disease : a retrospective cohort survey. Gynecol Oncol 2005 ; 99 : 6-13.
9) Shigematsu T, Kamura T, Saito T, et al. Identification of persistent trophoblastic diseases based on a human chorionic gonadotropin regression curve by means of a stepwise piecewise linear regression analysis after the evacuation of uneventful moles. Gynecol Oncol 1998 ; 71 : 376-80.
10) Matsui H, Iitsuka Y, Yamazawa K, et al. Criteria for initiating chemotherapy in patients after evacuation of hydatidiform mole. Tumour Biol 2003 ; 24 : 140-6.
11) 友田豊, 後藤節子. 胞状奇胎娩出後の登録管理. 絨毛性疾患の診断と治療. 大阪：永井書店；1996. p.19-35.
12) Goto S, Yamada A, Ishizuka T, et al. Development of postmolar trophoblastic disease after partial molar pregnancy. Gynecol Oncol 1993 ; 48 : 165-70.
13) Matsui H, Iizuka Y, Sekiya S. Incidence of invasive mole and choriocarcinoma following partial hydatidiform mole. Int J Gynecol Obstet 1996 ; 53 : 63-4.
14) Berkowitz RS, Tuncer ZS, Bernstein MR, et al. Management of gestational trophoblastic diseases : subsequent pregnancy experience. Semin Oncol 2000 ; 27 : 678-85.
15) Gardner HA, Lage JM. Choriocarcinoma following a partial hydatidiform mole : a case report. Hum Pathol 1992 ; 23 : 468-71.
16) Kohorn EI. How soon is it safe to undertake pregnancy after trophoblastic tumor? Gynecol Oncol 1999 ; 73 : 343-4.
17) Matsui H, Iitsuka Y, Suzuka K, et al. Subsequent pregnancy outcome in patients with spontaneous resolution of hCG after evacuation of hydatidiform mole : comparison between complete and partial mole. Hum Reprod 2001 ; 16 : 1274-7.
18) Kerkmeijer LG, Wielsma S, Massuger LF, et al. Recurrent gestational trophoblastic disease after hCG normalization following hydatidiform mole in The Netherlands. Gynecol Oncol 2007 ; 106 : 142-6.
19) Jones WB, Lauersen NH. Hydatidiform mole with coexistent fetus. Am J Obstet Gynecol 1975 ; 122 : 267-72.
20) Vejerslev LO. Clinical management and diagnostic possibilities in hydatidiform mole with coexistent fetus. Obstet Gynecol Surv 1991 ; 46 : 577-88.

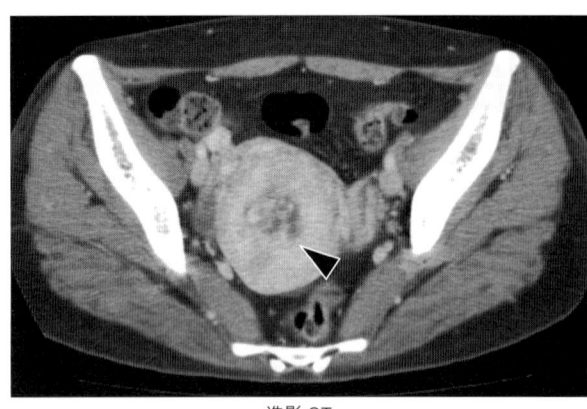

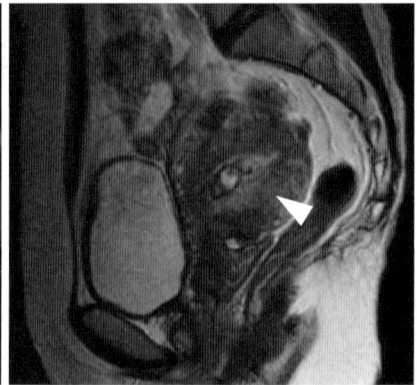

図 7-2. 侵入胞状奇胎の CT と MRI 画像

子宮体部の筋層内に，造影効果が乏しく（▲），T2WI で高信号を示す（△）腫瘤が認められる。

2. 侵入胞状奇胎の治療と予後

病巣が子宮に限局し，挙児希望のない症例，あるいは子宮出血の制御などのために子宮摘出術を行うことはあるが，化学療法による治療が主体である。

初回治療としてはメトトレキサート（MTX）による単剤療法が主体であるが，アクチノマイシン D（ACT-D）よる単剤療法も行われている[2,3,4,5,6,7,8,9]。これらの単剤による初回治療の寛解率は 70〜90％であり，初回治療に抵抗性の場合は，薬剤の変更（MTX から ACT-D），エトポシド（ETP）単剤あるいは MTX と ACT-D，ETP と ACT-D の併用療法を行う（66 頁：「IX. 絨毛性疾患の化学療法」を参照）。

侵入奇胎の場合は，たとえ転移をしていても，単剤または 2 剤併用の抗癌剤による化学療法で治癒率はほぼ 100％である。しかし，ごく稀に寛解後の再発もあり，その場合はほとんどが絨毛癌である[3,4,5,10]。

文　献

1) 絨毛性疾患登録委員会報告．日産婦誌 1987 ; 39 : 871-80.
2) Lurain JR. Treatment of gestational trophoblastic tumors. Curr Treat Options Oncol 2002 ; 3 : 113-24.
3) McNeish IA, Strickland S, Holden L, et al. Low-risk persistent gestational trophoblastic disease : outcome after initial treatment with low-dose methotrexate and folinic acid from 1992 to 2000. J Clin Oncol 2002 ; 20 : 1838-44.
4) Khan F, Everard J, Ahmed S, et al. Low-risk persistent gestational trophoblastic disease treated with low-dose methotrexate : efficacy, acute and long-term effects. Br J Cancer 2003 ; 89 : 2197-201.
5) Matsui H, Suzuka K, Yamazawa K, et al. Relapse rate of patients with low-risk gestational trophoblastic tumor initially treated with single-agent chemotherapy. Gynecol Oncol 2005 ; 96 : 616-20.
6) Foulmann K, Guastalla JP, Caminet N, et al. What is the best protocol of single-agent methotrexate chemotherapy in nonmetastatic or low-risk metastatic gestational trophoblastic tumors? A review of the evidence. Gynecol Oncol 2006 ; 102 : 103-10.
7) Morgan JM, Lurain JR. Gestational trophoblastic neoplasia : an update. Curr Oncol Rep 2008 ; 10 : 497-504.
8) Seckl MJ, Sebire NJ, Berkowitz RS. Gestational trophoblastic disease. Lancet 2010 ; 376 (9742) : 717-29.
9) Lurain JR. Gestational trophoblastic disease II : classification and management of gestational trophoblastic neoplasia. Am J Obstet Gynecol 2011 ; 204 : 11-8.
10) Hirokawa K, Tomoda Y, Kaseki S, et al. Recurrence of invasive moles and choriocarcinomas. Asia Oceania J Obstet Gynaecol 1986 ; 12 : 11-20.

III 絨毛癌の取扱い

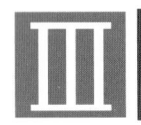

1. 絨毛癌の診断

1）臨床所見と症状

子宮に病巣がある場合は，不正子宮出血が主な症状である。また，転移病巣での出血（肺出血，消化管出血，腹腔内出血，脳出血など）を契機として他科で発見されることも少なくない。胞状奇胎の既往がある場合だけでなく，あらゆる妊娠の後に続発する可能性があることを念頭に置く必要がある。

（1）胞状奇胎娩出後の場合

厳重に管理されていれば，hCG 値の減衰パターンの経過非順調型（27 頁：図 2 を参照）や，胞状奇胎娩出後の hCG カットオフ値以下の状態からの hCG の検出（新たな妊娠を否定）などにより，絨毛癌の発症を疑うことは比較的容易である。

（2）その他の妊娠後の場合

hCG を測定しなければ，絨毛癌の発症を疑うことは極めて難しい。特に不正子宮出血がなく，転移巣の症状や出血で他科を受診した場合には，その摘出組織の病理学的検査ではじめて絨毛癌と診断されることが多い。

2）画像所見

絨毛癌の特徴的な画像所見は，病巣部の凝血塊の存在と豊富な血流である。超音波断層法，カラードプラ法あるいはパワードプラ法，CT あるいは MRI 検査などで，全身の検索を行い，病巣の検出に努める（図 8-1 〜 8-4）。

3）絨毛癌診断スコア

画像検査などの臨床検査により病巣が検出されれば，絨毛癌診断スコアを用いて臨床的に診断される。本スコアの正診率は高く，確定診断である組織学的診断との一致率は約 91% である[1]。

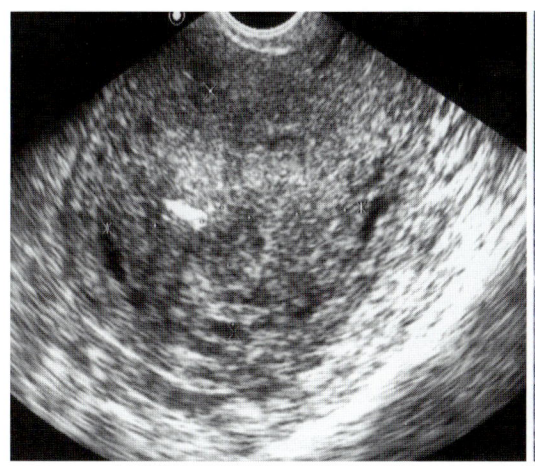

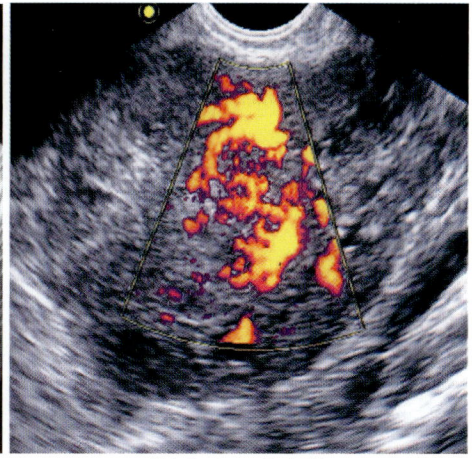

超音波パワードプラ法

図 8-1. 子宮絨毛癌の超音波断層法像

子宮筋層内に血腫を含む腫瘤が認められる。
右図では腫瘤周辺部に豊富な血流が認められる。

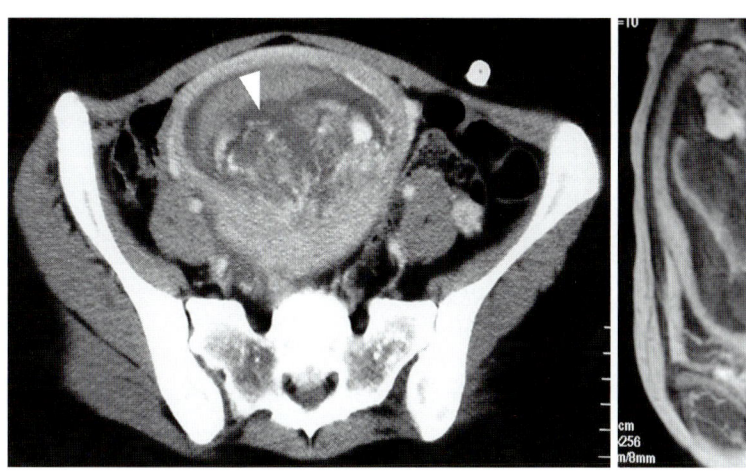

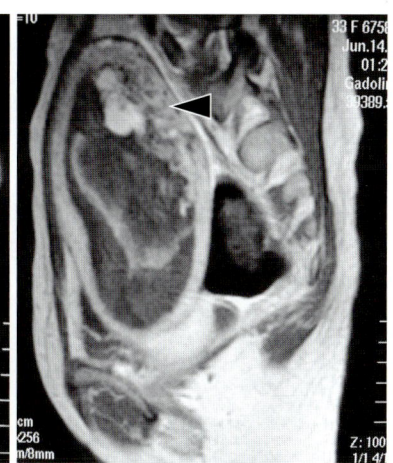

造影 CT　　　　　　　　　　　　　MRI, T2WI

図 8-2. 子宮絨毛癌の画像

左図では，子宮体部の中央に，造影効果の乏しい出血・壊死部分のある腫瘤（△）が認められる。
右図では，低〜高信号域の混在する腫瘤が認められる（▲）。

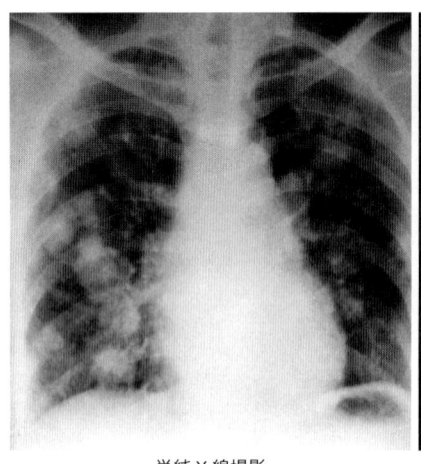

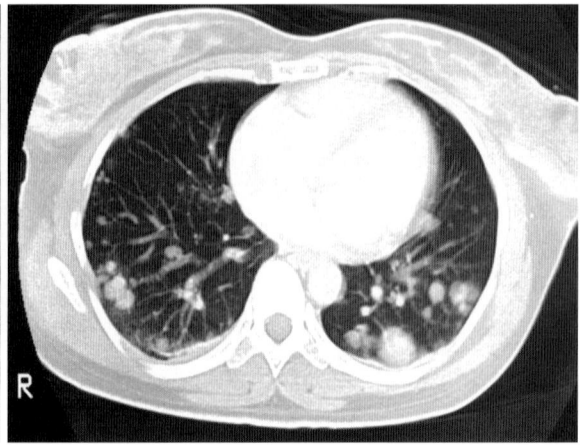

| 単純X線撮影 | 造影CT |

図8-3. 絨毛癌の肺転移像

大小多数の腫瘤が認められる。

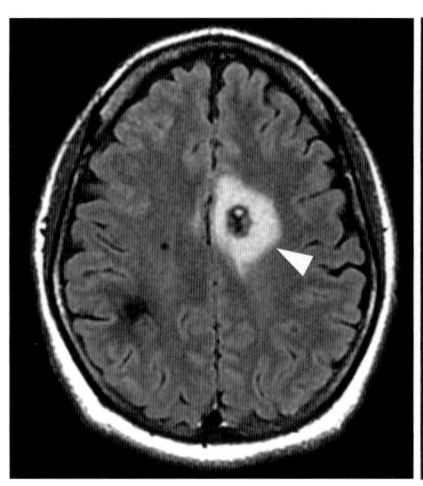

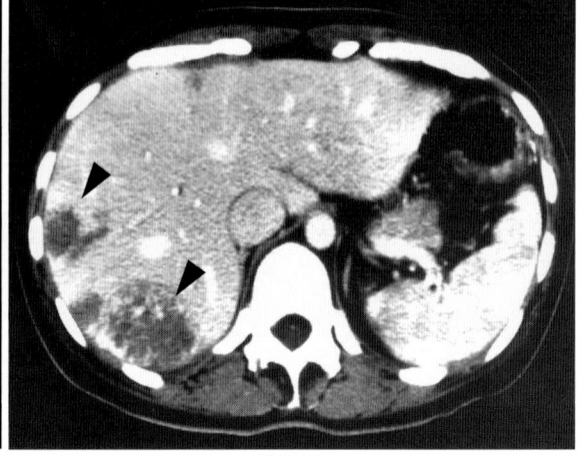

| MRI，フレア画像 | 造影CT |

図8-4. 絨毛癌の脳転移像と肝転移像

左図では，周辺に浮腫を呈する腫瘤が左脳に認められる（△）。
右図では，肝実質辺縁に造影効果の乏しい腫瘤が認められる（▲）。

2．絨毛癌の治療と予後

　絨毛癌は化学療法の感受性が高く，転移を有することが多いため，メトトレキサート（MTX），アクチノマイシン-D（ACT-D），エトポシド（ETP）を中心とした多剤併用化学療法が治療の主体となる[2,3,4,5,6,7,8,9]（66頁：「Ⅸ．絨毛性疾患の化学療法」を参照）。

　手術療法のうち子宮摘出術は，病巣が子宮に限局し，挙児希望のない症例，化学療法に抵抗性の子宮病巣がある症例，あるいは子宮出血が保存的治療で制御困難な

症例に対して行う[10, 11, 12]。肺転移病巣の摘出は，化学療法に抵抗性の孤立性の活動性病変で，他の病巣が十分に制御されている場合に行う[11, 13, 14, 15]。脳転移巣に対する開頭手術は，意識障害などの脳圧亢進症状がある場合に行う[15, 16, 17]。脳転移病巣に対しては，従来，化学療法と並行して全脳照射が行われていたが，晩期障害を避けるために，近年その適応は限定的となっており，替わって孤立性病巣に対して定位放射線治療が行われることがある[15, 16, 17, 18]。

　これらの集学的治療法が確立し，近年，転移巣のない子宮絨毛癌では100％，転移巣のある症例でも85〜90％の寛解率が得られている[3, 7, 19]。これは，絨毛癌の抗癌剤に対する高い感受性，画像診断の進歩，そして特異性の高い腫瘍マーカーであるhCGの微量測定が可能となったことなどが要因である。しかし，脳や肝臓など，肺以外の臓器への遠隔転移や初回化学療法に対する抵抗性は予後不良となるリスク因子であり[7, 19]，現在でも致命的になることがある。

文　献

1) 絨毛性疾患登録委員会報告．日産婦誌 1987；39：871-80.
2) Bower M, Newlands ES, Holden L, et al. EMA/CO for high-risk gestational trophoblastic tumors : results from a cohort of 272 patients. J Clin Oncol 1997；15：2636-43.
3) Lurain JR. Management of high-risk gestational trophoblastic disease. J Reprod Med 1998；43：44-52.
4) Dobson LS, Lorigan PC, Coleman RE, et al. Persistent gestational trophoblastic disease : results of MEA (methotrexate, etoposide and dactinomycin) as first-line chemotherapy in high risk disease and EA (etoposide and dactinomycin) as second-line therapy for low risk disease. Br J Cancer 2000；82：1547-52.
5) Matsui H, Suzuka K, Iitsuka Y, et al. Combination chemotherapy with methotrexate, etoposide, and actinomycin D for high-risk gestational trophoblastic tumors. Gynecol Oncol 2000；78：28-31.
6) Newlands ES, Mulholland PJ, Holden L, et al. Etoposide and cisplatin/etoposide, methotrexate, and actinomycin D (EMA) chemotherapy for patients with high-risk gestational trophoblastic tumors refractory to EMA/cyclophosphamide and vincristine chemotherapy and patients presenting with metastatic placental site trophoblastic tumors. J Clin Oncol 2000；18：854-9.
7) Lurain JR, Singh DK, Schink JC. Management of metastatic high-risk gestational trophoblastic neoplasia : FIGO stages II - IV : risk factor score ＞ or ＝ 7. J Reprod Med 2010；55：199-207.
8) Seckl MJ, Sebire NJ, Berkowitz RS. Gestational trophoblastic disease. Lancet 2010；376(9742)：717-29.
9) Lurain JR. Gestational trophoblastic disease II : classification and management of gestational trophoblastic neoplasia. Am J Obstet Gynecol 2011；204：11-8.
10) Goto S, Ino K, Mitsui T, et al. Survival rates of patients with choriocarcinoma treated with chemotherapy without hysterectomy : effects of anticancer agents on subsequent births. Gynecol Oncol 2004；93：529-35.
11) Lurain JR, Singh DK, Schink JC. Role of surgery in the management of high-risk gestational trophoblastic neoplasia. J Reprod Med 2006；51：773-6.
12) Clark RM, Nevadunsky NS, Ghosh S, et al. The evolving role of hysterectomy in gestational trophoblastic neoplasia at the New England Trophoblastic Disease Center. J Reprod Med 2010；55：194-8.
13) Tomoda Y, Arii Y, Kaseki S, et al. Surgical indications for resection in pulmonary metastasis of choriocarcinoma. Cancer 1980；46：2723-30.
14) Powles T, Savage P, Short D et al. Residual lung lesions after completion of chemotherapy for gestational trophoblastic neoplasia : should we operate? Br J Cancer 2006；94：51-4.
15) Berkowitz RS, Goldstein DP. Current management of gestational trophoblastic diseases. Gynecol Oncol 2009；112：654-62.
16) Ishizuka T, Tomoda Y, Kaseki S, et al. Intracranial metastasis of choriocarcinoma. A clinicopathologic study. Cancer 1983；52：1896-903.
17) Newlands ES, Holden L, Seckl MJ, et al. Management of brain metastases in patients with high-risk gestational trophoblastic tumors. J Reprod Med 2002；47：465-71.
18) Soper JT, Spillman M, Sampson JH, et al. High-risk gestational trophoblastic neoplasia with brain metastases : individualized multidisciplinary therapy in the management of four patients. Gynecol Oncol 2007；104：691-4.
19) Powles T, Savage PM, Stebbing J, et al. A comparison of patients with relapsed and chemo-refractory gestational trophoblastic neoplasia. Br J Cancer 2007；96：732-7.

Ⅳ 胎盤部トロホブラスト腫瘍（PSTT）の取扱い

1．PSTT の診断〜臨床所見と症状〜

　緩徐に発育する悪性腫瘍である。先行妊娠から数カ月〜数年後の不正子宮出血あるいは無月経が初発症状であり，他には特徴的な自覚症状に乏しい。正期産後の発症が 50〜70％と多く，次いで流産・中絶後であり，胞状奇胎後の発症は 10％前後と絨毛癌に比べて少ないという特徴を有する。

　PSTT の特徴の一つとして，絨毛性疾患でありながら絨毛癌と比較して hCG の産生が低いことが挙げられる。このことは，中間型栄養膜細胞由来の腫瘍であることを裏付けている。血中 hCG 値は 1,000 mIU/ml 以下と低いことが多いが，病勢をモニターするには最も有用なマーカーである。しかし，hCG 低値が必ずしも病勢を反映していないこともある。中間型栄養膜細胞由来の腫瘍細胞は免疫組織化学的には hPL 陽性であるが，血中 hPL は高値にならないことが多い。

　超音波断層法および CT，MRI 検査などでは，充実性または一部囊胞性の混在する子宮筋層内腫瘤像や hypervascularity 所見を呈することが多く，絨毛癌とも類似しており，PSTT に特異的な画像所見は乏しい（図 9-1，9-2）。

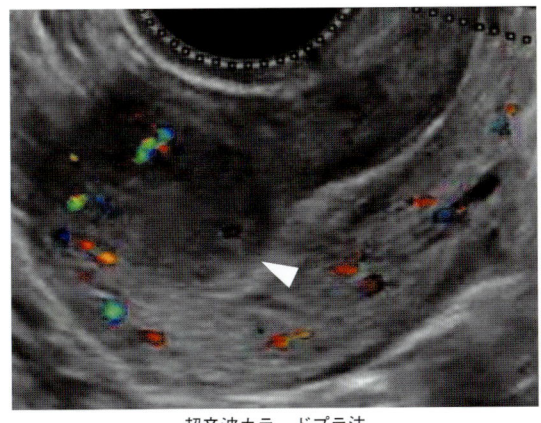

超音波カラードプラ法 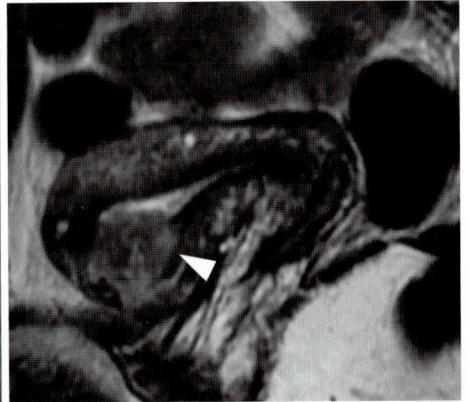　　　　　　　　MRI，T2WI

図 9-1．PSTT の超音波断層法と MRI 画像

子宮体部前壁に，内膜から筋層に浸潤する円形で辺縁が明瞭な充実性腫瘤が認められる（△）。左図では，腫瘤内の一部に血流が認められる。しかし，画像では絨毛癌との鑑別は必ずしも容易ではない。

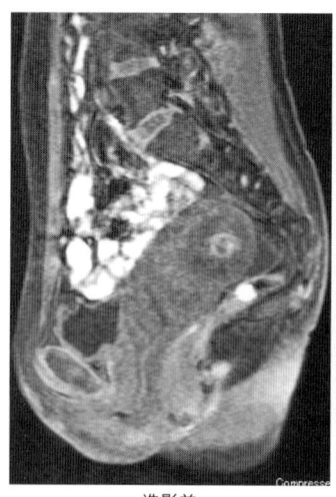

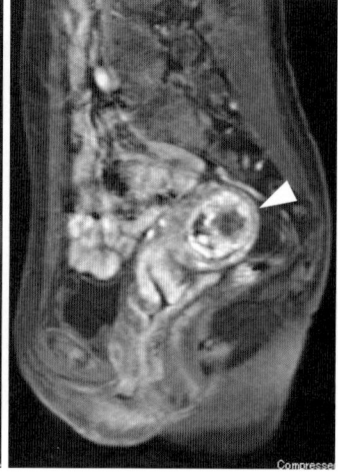

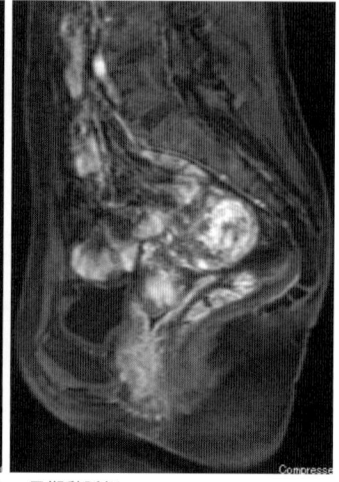

図 9-2. PSTT の Dynamic MRI 画像

子宮底部筋層から漿膜直下に浸潤する類円形の腫瘤が認められる。腫瘤は筋層よりも早期造影効果（△）を示し，血流豊富であることが示唆される。内部に不整形の造影不良域が認められ，T1WI 高信号を示し，出血・壊死の存在が示唆される。

2. PSTT の治療と予後

　化学療法や放射線療法に対する感受性は一般に低く，また効果的なレジメンが確立されていないことからも，手術療法が中心となる。

　病巣が子宮に限局した FIGO stage Ⅰ では子宮摘出術が第 1 選択になる（FIGO 進行期については，73 頁：表 4 を参照）。stage Ⅰ の予後は一般に良好で，5 年生存率は 90％以上である。子宮摘出後に化学療法を行うことの有効性はないとされている[1]。一方，転移のある stage Ⅱ，Ⅲ，Ⅳ では手術に加えて多剤併用化学療法（EMA/CO あるいは EP/EMA）が行われるが，5 年生存率は 30 ～ 50％ と低い[1,2]。なお，PSTT と次項の ETT は，絨毛癌とは異なり，血行性転移に加えてリンパ行性転移を示すことがあるとされているが，リンパ節郭清の意義は明らかではない。

　一般に，PSTT の約 15 ～ 20％ の症例は悪性経過をたどるとされ，診断時にすでに子宮外に転移を有する症例や，手術によって寛解した後に再発する症例が認められる。転移の部位は他の絨毛性疾患と同様に肺が最も多く，次いで腟，肝であり，その他全身の様々な臓器への転移例が報告されている。

　予後不良因子として，先行妊娠が正期産，2 年以上の潜伏期間，FIGO stage Ⅲ/Ⅳ 期，高 hCG 値（1,000 IU/L 以上），多数の核分裂像などが挙げられているが，現在のところ，FIGO 進行期（Ⅲ/Ⅳ）と潜伏期（先行妊娠から診断までの期間が 2 ～ 4 年以上）が最も予後に関連するとされている[1,3,4,5]。しかし，PSTT は稀な疾患であるため，その病態や臨床的性格は未だ完全には明らかにされてはおらず，国際的にも管理方針の統一見解は得られていないのが現状である。

文　献

1) Schmid P, Nagai Y, Agarwal R, et al. Prognostic markers and long-term outcome of placental-site trophoblastic tumors : a retrospective observational study. Lancet 2009 ; 374 : 48-55.
2) Newlands ES, Mulholland PJ, Holden L, et al. Etoposide and cisplatin/etoposide, methotrexate, and actinomycin D (EMA) chemotherapy for patients with high-risk gestational trophoblastic tumors refractory to EMA/cyclophosphamide and vincristine chemotherapy and patients presenting with metastatic placental site trophoblastic tumors. J Clin Oncol 2000 ; 18 : 854-9.
3) Papadopoulos AJ, Foskett M, Seckl MJ, et al. Twenty-five years' clinical experience with placental site trophoblastic tumors. J Reprod Med 2002 ; 47 : 460-4.
4) Hassadia A, Gillespie A, Tidy J, et al. Placental site trophoblastic tumour : clinical features and management. Gynecol Oncol 2005 ; 99 : 603-7.
5) Baergen RN, Rutgers JL, Young RH, et al. Placental site trophoblastic tumour : A study of 55 cases and review of the literature emphasizing factors of prognostic significance. Gynecol Oncol 2006 ; 100 : 511-20.

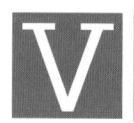

V 類上皮性トロホブラスト腫瘍（ETT）の取扱い

1. ETTの診断～臨床所見と症状～

　症例の蓄積が少なく，ETTの病態や臨床的性格は今後の解明を待たなければならないが，諸報告によれば，初発症状の約70％は不正子宮出血であり，先行妊娠から診断がつくまでの期間は数カ月～10数年と一定していない[1,2]。先行妊娠は正期産後の発症が40～70％と多く，次いで流産・中絶後が約15％，胞状奇胎後の発症は15～40％とされている[1,2,3]。

　血中hCGはほとんどすべての症例で検出されるが，胎盤部トロホブラスト腫瘍と同様，絨毛癌に比して一般的に低値であり，2,500 mIU/ml以下のことが多い[3,4]。しかし，約25％の症例ではそれ以上であったとも報告されている[1]。

　絨毛癌や胎盤部トロホブラスト腫瘍とは異なり，原発部位は子宮頸部から子宮体下部が30～50％と多く，子宮頸癌との鑑別を要することがある。子宮体部の原発は40％ほどである[1,4]。

　約35％の症例に転移が認められ，肺転移が最も多い[1]。

2. ETTの治療と予後

　良性の経過を示す症例が多いが，中には悪性の経過をとり，死亡例も約10～15％に認められる[1,4]。絨毛性疾患に対して通常用いられる化学療法剤の効果はあまり期待できず[5]，現時点での治療は子宮摘出など，病巣を外科的に切除することが第一と考えられる[6]。

　hCG値の高低，あるいは病理学的因子（腫瘍の大きさ，細胞異型，mitotic index）と予後との関連性は明らかにされていない[4,7]。

文　献

1) Shih IM, Kurman RJ. The pathology of intermediate trophoblastic tumors and tumor-like lesions. Int J Gynecol Pathol 2001 ; 20 : 31-47.
2) Allison KH, Love JE, Garcia RL. Epithelioid trophoblastic tumor : review of a rare neoplasm of the chorionic-type intermediate trophoblast. Arch Pathol Lab Med 2006 ; 130 : 1875-7.
3) Palmer JE, Macdonald M, Wells M, et al. Epithelioid trophoblastic tumor : a review of the literature. J Reprod Med 2008 ; 53 : 465-75.
4) Shih IM, Kurman RJ. Epithelioid trophoblastic tumor : a neoplasm distinct from choriocarcinoma and placental site trophoblastic tumor simulating carcinoma. Am J Surg Pathol 1998 ; 22 : 1393-403.
5) Shih IM, Kurman RJ. Molecular basis of gestational trophoblastic diseases. Curr Mol Med 2002 ; 2 : 1-12.
6) Vencken PM, Ewing PC, Zweemer RP. Epithelioid trophoblastic tumour : a case report and review of the literature. J Clin Pathol 2006 ; 59 : 1307-8.
7) Fadare O, Parkash V, Carcangiu ML, et al. Epithelioid trophoblastic tumor : clinicopathological features with an emphasis on uterine cervical involvement. Mod Pathol 2006 ; 19 : 75-82.

VI 存続絨毛症の取扱い

絨毛性疾患はほとんどが挙児希望のある生殖年齢に発症し，また化学療法の奏効率も高いことから，子宮摘出はもとより病巣の切除も行われないことが多い。したがって，組織学的診断を欠き，臨床所見だけから存続絨毛症と診断される症例が続発症の大部分を占める。

1. 存続絨毛症の診断

奇胎後 hCG 存続症とほとんどの臨床的侵入奇胎は，胞状奇胎娩出後の一次管理中に hCG 値の減衰パターン（27 頁：図 2 を参照）が経過非順調型を示すことによって発症が疑われる。臨床的絨毛癌の多くは胞状奇胎娩出後の二次管理の中で hCG 値の再上昇によって疑われるが，胞状奇胎以外の妊娠からの続発の場合はその発症を疑うのは必ずしも容易ではない。不正子宮出血あるいは絨毛癌細胞の特徴である血管浸潤・血行性転移による脳出血，肺出血，消化管出血などが最初の徴候となることが少なくなく，その時に hCG が検出されることによりはじめて絨毛癌の続発が疑われることになる。

胞状奇胎娩出後の一次管理中に hCG 値の減衰パターンが判別線を上回る場合には，チェックポイントとした 5 週あるいは 8 週を待たずに存続絨毛症の発症を疑う。また，ほとんどの症例では胞状奇胎娩出後，14〜16 週以内には hCG はカットオフ値以下に下降するため[1)2)]，16 週を超えてもカットオフ値以上の場合にも 24 週まで待たずに存続絨毛症の発症を疑う。

なお，hCG 値が低単位の場合には，phantom hCG や下垂体性 hCG などではないことを確認する必要もある（次項：「Ⅶ. hCG の低単位持続分泌症例の取扱い」を参照）。

存続性絨毛症が疑われた場合には，積極的に病巣の検出に努めることが肝要である。病巣が認められた後に，絨毛癌診断スコアを適用して細分類を診断する。

2. 存続絨毛症の管理

奇胎後 hCG 存続症および臨床的侵入奇胎に対する治療・管理は侵入奇胎に準じ，臨床的絨毛癌に対するそれは絨毛癌に準じて行う。

Ⅶ hCGの低単位持続分泌症例の取扱い

　胞状奇胎を含むあらゆる妊娠（分娩，流産など）の終了後，あるいは続発性疾患治療後の管理中において，画像検査を含む臨床的評価で病巣が検出されないにもかかわらず，低単位のhCGが検出されるという理由で，侵入奇胎や絨毛癌などが疑われて化学療法や子宮摘出が行われたことがある。しかし，検出されたhCGがfalse-positive（phantom）hCGや，あるいはreal hCGであっても下垂体性hCGであったために，それらの不必要な治療に対して社会的な問題が発生した[1,2]。

　このように，hCGの低単位が持続的に検出される場合（persistent low level of hCG）には，以下の可能性がある。すなわち，1）検出しているhCGがphantom hCGの場合，そして，2）検出しているhCGがreal hCGの場合には，(1) 下垂体性hCG (2) quiescent gestational trophoblastic disease，(3) 胎盤部トロホブラスト腫瘍あるいは類上皮性トロホブラスト腫瘍，あるいは (4) 妊娠性絨毛性疾患以外の腫瘍（性腺あるいは胚細胞腫瘍）などである。したがって，hCG値が増加せず，低単位で持続分泌している場合には，まず，その検出されているhCGがphantom hCGか，real hCGかを評価することが重要であり，やみくもに化学療法や手術を行うことは避けねばならない。そして，real hCGであった場合には，前述の疾患を念頭に置き検査を進める必要がある（phantom hCGあるいはreal hCGなどについては，次項：「Ⅷ．hCGとその測定法」を参照）。

quiescent gestational trophoblastic disease

　2003年，Khanlian et al.により，病巣の存在が認められないにもかかわらず，phantom hCGではなく，real hCGが低単位で長期間にわたって持続的に検出される病態が報告され，quiescent gestational trophoblastic disease（GTD）と呼ばれる新しい疾患概念が提唱された[3]。

　本疾患は，活動的ではない（inactive form）と考えられる続発性疾患（gestational trophoblastic neoplasia：GTN）を指すが，以下の二つの場合がある。すなわち，1）胞状奇胎あるいはGTNの既往があるもの，2）それらの既往がなく，妊娠反応が陽性を示すもの（妊娠を除く）である。いずれも，通常，hCGは200 mIU/ml以下であり，その値が増加することなく3カ月以上（数カ月から数年）にわたって続くが，臨床的検査で病巣が検出されないことを特徴とする。そして，化学療法あるいは子宮摘出などの手術を行ってもhCG値は変化せず，病態は安定していて変わらない。しかし，本疾患の約10〜25％は活動的なGTNに進展するとされている[3,4]。

　したがって，本疾患と診断した場合には，性急な化学療法や手術の施行は避け，

長期間にわたるが，まずは厳重な経過観察を行うべきである。活動的な GTN に進展した場合には total hCG は増加してくる[3,4]。そして，その場合には，絨毛性疾患に対して用いられる化学療法が奏効する[5]。治療の開始時期は，total hCG が持続して増加するか，明らかな臨床所見が出現した場合である。

注1 phantom hCG ではない持続分泌される低単位の hCG には，real hCG を示す変異体 hCG（hCG variant）が関与している。したがって，regular hCG 以外の hCG freeβ-subunit やそのほかの変異体 hCG を含めた total hCG を測定していくことが，より正しい低単位の hCG 値を反映し，疾患の管理に有用であることが明らかにされてきた[6]（次項：「Ⅷ. hCG とその測定法」を参照）。

注2 低単位 hCG 持続分泌症例の解析結果
　Cole & Khanlian は，低単位の hCG を持続分泌していた 189 症例を解析した結果，phantom hCG が 61 例，quiescent GTD が 121 例，そして下垂体性 hCG が 7 例であったと報告している[5]。

文　献

1) Cole LA. Phantom hCG and phantom choriocarcinoma. Gynecol Oncol 1998 ; 71 : 325-9.
2) Rotmensch S, Cole LA. False diagnosis and needless therapy of presumed malignant disease in women with false-positive human chorionic gonadotropin concentrations. Lancet 2000 ; 355 : 712-5.
3) Khanlian SA, Smith HO, Cole LA. Persistent low levels of human chorionic gonadotropin : A premalignant gestational trophoblastic disease. Am J Obstet Gynecol 2003 ; 188 : 1254-9.
4) Morgan JM, Lurain JR. Gestational trophoblastic neoplasia : an update. Curr Oncol Rep 2008 ; 10 : 497-504.
5) Cole LA, Khanlian SA. Inappropriate management of women with persistent low hCG results. J Reprod Med 2004 ; 49 : 423-32.
6) Cole LA, Khanlian SA, Giddings A, et al. Gestational trophoblastic disease : 4. Presentation with persistent low positive human chorionic gonadotropin test results. Gynecol Oncol 2006 ; 102 : 165-72.

Ⅷ hCG とその測定法

1. hCG の heterogeneity

　Regular（intact）hCG は，92 個のアミノ酸残基をもつ α-subunit と 145 個のアミノ酸残基をもつ β-subunit の二つの subunit からなる異種 2 量体（heterodimer）で，分子量 36,000 の糖蛋白ホルモンである。α-subunit は第 6 番染色体上にある遺伝子によってコードされ，LH や FSH の subunit と同一のものであり，2 個のアスパラギン酸結合糖鎖（N-linked oligosaccharide）を含んでいる。β-subunit は 2 個のアスパラギン酸結合糖鎖と 4 個のセリン結合糖鎖（O-linked oligosaccharide）を有している。第 19 番染色体上に遺伝子があり，β-hCG の合成率の多寡が hCG 分子の産生を規定していると考えられている。hCG に含まれる 8 個の糖鎖は hCG の分子量の約 30% を占めており，並はずれて高度に糖化（glycosylated）された糖蛋白である。

　現在，hCG にはさまざまな heterogeneity があることが明らかにされている。それらにはまず，生物学的に重要な三つの分子である regular hCG，hyperglycosylated hCG，そして hyperglycosylated hCG free β-subunit に加えて二つの subunit 分子，すなわち free hCG α-subunit および free hCG β-subunit があり，合わせて五つの重要な heterogeneity 分子がある。さらに加えて，白血球の elastase 様プロテアーゼによって分離・分割・減成（cleavage/nicking・dissociation・degradation）されて血中・尿中に存在するおよそ 9 種類の変異体 hCG（hCG variants）と，分解されて尿中にのみ排泄されてくる β-subunit core fragment の，合計およそ 15 種類の変異体 hCG が知られている[1,2]。

　このように多様な変異体が存在することは，hCG の免疫活性は単一の分子によるものではないことを示しており，したがって，測定に用いる抗体の親和性や認識部位の違いによっては変異体も測定してしまうために，得られる測定値が異なった値となる。

　　注1 hCG に関する用語
　　　1. regular hCG
　　　　α-subunit および β-subunit の 2 量体からなる正常の 1 分子の hCG。
　　　　intact hCG と同義語。
　　　2. real hCG
　　　　regular hCG，hyperglycosylated hCG などの正常な分子，α-subunit や β-subunit，そして degradation によってできた変異体を含んだ，真の hCG 分子の総称。phantom hCG に対する反意語。

3. phantom hCG

   real（真の）hCG ではなく，heterophilic antibody によって false-positive（疑陽性）を示す phantom（みせかけの）hCG。false-positive hCG は同義語。

4. total hCG

   正常な hCG は容易に分解されて変異体 hCG を生じる。regular（intact）hCG だけではなく，分解されて産生された種々の変異体 hCG を含む hCG の総称。whole hCG と同義語。

5. hyperglycosylated hCG

   regular hCG の糖化変異体（glycosylation variant）で，regular hCG とは産生細胞や生物学的機能も異なる。合胞体栄養膜細胞から分泌される regular hCG よりも分子量が大きい。正常妊娠着床期や活動的な絨毛性疾患の浸潤性を有する細胞性栄養膜細胞から分泌される[3]。これを最初に報告したのは，わが国の Mizuochi, et al[4] である。

注2 5種類の重要な hCG（1〜5）と10種類の変異体 hCG（①〜⑩）

1. regular hCG から生じるもの：

   ① 1'：nicked regular hCG

   ② 1"：nicked regular hCG missing β-subunit CTP

2. hyperglycosylated hCG から生じるもの：

   ③ 2'：nicked hyperglycosylated hCG

   ④ 2"：nicked hyperglycosylated hCG missing β-subunit CTP

3. hyperglycosylated hCG free β-subunit から生じるもの：

   ⑤ 3'：nicked hyperglycosylated hCG free β-subunit

   ⑥ 3"：nicked hyperglycosylated hCG free β-subunit missing β-subunit CTP

4. hCG free β-subunit から生じるもの：

   ⑦ 4'：nicked hCG free β-subunit

   ⑧ 4"：nicked hCG free β-subunit missing β-subunit CTP

   ⑨ β-subunit core fragment（尿中検出 hCG）

5. hCG free α-subunit から生じるもの：

   ⑩ 5'：N-glycosylated free α-subunit

注3 妊娠で検出される hCG は regular hCG であるが，絨毛癌などの悪性腫瘍では多くの変異体が発生する。

2. 下垂体性 hCG

　下垂体性（pituitary）hCG は regular hCG であり，男性あるいは妊娠していない女性でも低濃度で認められる。そして，性成熟期女性の正常月経周期における LH ピークの時期，卵巣摘出後あるいは閉経後ではその濃度が上昇する。このような下垂体性 hCG が高感度測定キットで検出されることがあるが，通常は 10 mIU/ml 以下のことが多い。

　下垂体性 hCG の生成過程は合胞体栄養膜細胞のそれとは少し異なっているため，その生物活性と半減期は合胞体栄養膜細胞から生成される regular hCG の約 1/2 であるとされている[5,6]。

> **注** 下垂体性 hCG の鑑別
> 　絨毛性疾患の管理において，前述の低単位の hCG が持続分泌している場合にこの下垂体性 hCG を検出していることがある。これを誤って解釈すると不必要な治療を行ってしまうことになる。
> 　しかし，下垂体性 hCG は GnRH agonist，あるいはエストロゲンとプロゲステロンの合剤を 2〜3 週間投与することにより抑制されるので，栄養膜細胞から分泌される hCG とは鑑別できる。

3. phantom hCG

　免疫学的測定法の避けられない事実として，実際には血清中に hCG が存在しないのに，heterophilic antibody を hCG として検出してしまうことがある。

　複数の抗体を用いる今日のサンドイッチ法では，この抗体の存在が false-positive を示す原因の一つとなっており，誤って判断すると，前述したように不必要な治療が行われてしまうことになる。

> **注1** heterophilic antibody として，以下のものが挙げられる。
> 1) マウスに対する抗体 HAMA（human anti-murine antibody）や，ヒツジ（sheep）に対する抗体 HASA，ヤギ（goat）に対する抗体 HAGA
> 2) 細菌感染などで変性した，既存のヒト抗体に対する抗体
> 3) 自己免疫疾患やリウマチ疾患による自己抗体

> **注2** regular hCG と phantom hCG の鑑別
> 　heterophilic antibody は分子量が大きく，尿中には検出されない。したがって，血清希釈して再検査するとともに，同時に尿中 hCG を検査することが，phantom hCG か regular hCG かを判定する重要なポイントである。

以下に，The USA hCG Reference Service における phantom hCG の鑑別基準を示す[7]：

1. 同一検体を2種類のhCG検査で測定した場合，両者間に5倍以上の測定値の差がある。（必須基準）
   なお，The USA hCG Reference Service では，使用している hCG 測定キット（Siemens Immulite）で得られた値との比較をしている。
2. 血清 hCG が陽性であるにもかかわらず，同時に採取した尿中では hCG あるいは変異体 hCG が検出されない。（必須基準）
3. 血清中には本来存在しないもの（尿中の free hCG β-subunit core fragment）に対して，hCG 検査が陽性を示す。（確定基準）
4. heterophilic antibody blocking agent を使用した場合，hCG 検査が陰性になる，あるいは hCG の検出が難しい。（確定基準）

4. hCG の測定

　尿中や血中に大量のhCGが存在する時の妊娠や胞状奇胎の診断などには，市販のいかなる種類のhCG測定キットを用いて測定しても，高単位であるために臨床的に問題になることはほとんどない。しかし，絨毛性疾患の管理においては低単位のhCG値をフォローアップする必要がある。すなわち，測定限界値に達しない存続絨毛症の診断を行い，一方では化学療法の効果判定あるいは寛解判定などを行わなければならない。したがって，高い精度が要求されるhCG測定法の選択は，絨毛性疾患の管理に極めて重要である。

　今日では，regular hCG 以外の free hCG β-subunits やそのほかの変異体 hCG を含む total hCG を測定していくことが，より正しい低単位の hCG 値を反映し，疾患の管理に有用であることが明らかにされてきた[8]。しかし，最新のどの測定法を用いても，hCG 検出感度以下という結果が腫瘍細胞（栄養膜細胞）ゼロの状態を意味するわけではない。表3-1に，現在使用されている主な hCG 測定キットとその特徴を示す。

　また，表3-2に，国際的に使用されている9種類のhCG測定キットの変異体hCG検出の差異を示す。なお，hCG測定値の評価に際して注意すべき点は［表注］にも記してある。

表 3-1 各種 hCG 測定キット

hCG 測定キット (単位：mIU/ml)	原理	測定物質	感度 (mIU/ml)	販売上の測定 カットオフ値 (mIU/ml)	測定範囲 (mIU/ml)	LHとの 交叉性	反応 時間	陽性 判定	使用期限 (月)	貯蔵法 (℃)	製造元 (株式会社)	販売元 (株式会社)
絨毛性ゴナドトロピン (HCG)［SRL］	EIA	intact hCG	0.4 (SRL 設定)	0.7 以下 (正常参考値)	0.4～32	0.008%	18時間以上	吸光度測定	6	2～10	TFB	TFB
Ｅテスト「TOSOH」Ⅱ (HCG Ⅱ)	EIA	intact hCG	0.5 (尿) 2.5	0.5 (尿) 2.5	0.5～400 (尿) 2.5～2,000	0.258%	10分	蛍光強度測定	12	2～8	Tosoh	Tosoh AIA
シーメンス・イムライズ HCG Ⅲ	CLEIA	total hCG	1.0	2.7 (非妊婦) 1.0 以下 (男性)	1.0～5,000	なし	35分	発光量測定	12	2～8	Siemens Healthcare Diagnostics	Mitsubishi Chemical Medience
Ｅテスト「TOSOH」Ⅱ (β-HCG) ＊	EIA	total hCG	0.5	0.5	0.5～400	なし	10分	蛍光強度測定	12	2～8	Tosoh	Tosoh AIA

free β-hCG subunit 測定キット (単位：ng/ml)	原理	測定物質	感度 (ng/ml)	販売上の測定 カットオフ値 (ng/ml)	測定範囲 (ng/ml)	LHとの 交叉性	反応 時間	陽性 判定	使用期限 (月)	貯蔵法 (℃)	製造元 (株式会社)	販売元 (株式会社)
ボールエルザ・F-βHCG・キット	IRMA	free β-hCG	0.1	0.1	0.1～50	0.13%	3時間	放射能測定	1.5	2～8	Cisbio International	Sceti Medical Labo
シーメンス・イムライズ free β-HCG Ⅱ (LKFB1)	CLEIA	free β-hCG	0.04	0.1	0.04～80	0.003%	70分	発光量測定	12	2～8	Siemens Healthcare Diagnostics	Mitsubishi Chemical Medience

＊ Ｅテスト「TOSOH」Ⅱ (β-HCG) は、β-hCG ではなく、total hCG を測定するキットである。

［表注1］EIA：enzyme immunoassay、CLEIA：chemiluminescent enzyme immunometric assay、RIA：radioimmunoassay、IRMA：immunoradiometric assay

［表注2］hCG の測定単位に mIU/ml (活性単位) と ng/ml (重量単位) があり、1 ng/ml は国際単位 (international unit：IU) に換算して 9.3 mIU/ml に等しいとされている。

［表注3］intact hCG のみを測定する目的で作成されたキットでも免疫学的に変異体 hCG とも反応するので、intact hCG だけを測定することは実際には難しい。

［表注4］尿検体を用いた測定の場合には、尿量補正 (1日尿量) が必要である。

［表注5］どの測定法を用いても 5 mIU/ml 以下の場合は、下垂体性 hCG を検出している可能性があることに注意する (61 頁を参照)。

［表注6］測定に用いる抗体や標準品が異なる場合、同じ検体でも測定値が異なる場合もあるので、測定施設で使用している測定法を理解しておく。

［表注7］β-subunit の内部構造である β-core fragment (分子量約 15,000 の生物活性を持たない糖蛋白) は、測定キットの製造中止のために本邦では測定できない (2011 年 7 月現在)。

表 3-2 国際的に使用されている hCG 測定キットにおける変異体 hCG 検出の差異 [9,10]

Common brands of hCG immunoassay	Tosoh A1A	Siemens Immulite	Abott AxSym/IMX	Baxter Stratus	Siemens ACS180/Centaur	Beckman Access/DXI	Siemens Dimension	Ortho Vitros Eci	Roche Elecsys series
regular hCG	○	○	○	○	○	○	○	○	○
hyperglycosylated hCG	○	○	○	○	○	○	?	○	?
nicked hCG	○	○	○	○	○	○	○	○	?
nicked hyperglycosylated hCG	○	○	○	○	○	○	?	○	?
nicked hCG missing β-CTP	×	○	×	×	×	×	○	×	×
free β-subunit	○	○	○	?	?	?	○	○	○
hyperglycosylated free β-subunit	○	○	○	?	?	?	?	○	?
(urine) free β-subunit core fragment	×	○	×	×	×	×	×	×	×

[表注1] ○:検出可能，×:検出不可能，?:評価不能

[表注2] ここに示した各 hCG 測定キットの比較から hCG の測定には，Tosoh A1A(E テスト「TOSOH」II(β-HCG)), Siemens Immulite(シーメンス・イムライズ HCGⅢ)を用いることが推奨されている。なお，E テスト「TOSOH」II(β-HCG)は，β-hCG ではなく，total hCG を測定するキットである。

文　献

1) Cole LA. Human chorionic gonadotropin and associated molecules. Expert Rev Mol Diagn 2009 ; 9 : 51-73.
2) Cole LA. New discoveries on the biology and detection of human chorionic gonadotropin. Reprod Biol Endocrinol 2009 ; 7 : 8.
3) Cole LA. Hyperglycosylated hCG. Placenta 2007 ; 28 : 977-86.
4) Mizuochi T, Nishimura R, Derappe C, et al. Structures of the asparagine-linked sugar chains of human chorionic gonadotropin produced in choriocarcinoma. Appearance of triantennary sugar chains and unique biantennary sugar chains. J Biol Chem 1983 ; 258 : 14126-9.
5) Birken S, Maydelman Y, Gawinowicz MA, et al. Isolation and characterization of human pituitary chorionic gonadotropin. Endocrinology 1996 ; 137 : 1402-11.
6) Braunstein GD : False-positive serum human chorionic gonadotropin results : causes, characteristics, and recognition. Am J Obstet Gynecol 2002 ; 187 : 217-24.
7) Cole LA, Khanlian SA, Giddings A, et al. Gestational trophoblastic diseases : 4. Presentation with persistent low positive human chorionic gonadotropin test results. Gynecol Oncol 2006 ; 102 : 165-72.
8) Cole LA, Sutton JM. Selecting an appropriate hCG test for managing gestational trophoblastic disease and cancer. J Reprod Med 2004 ; 49 : 545-53.
9) Cole LA, Shahabi S, Butler S, et al. Utility of commonly used commercial human chorionic gonadotropin immunoassays in the diagnosis and management of trophoblastic diseases. Clin Chem 2001 ; 47 : 308-15.
10) Cole LA, Sutton JM, Higgins TN, et al. Between-method variation in human chorionic gonadotropin test results. Clin Chem 2004 ; 50 : 874-82.

IX 絨毛性疾患の化学療法

1. 非絨毛癌群に対する化学療法

今日では化学療法のみでほぼ100％寛解するため，ほとんどの症例が化学療法で治療されている。

メトトレキサート（MTX）またはアクチノマイシン-D（ACT-D）の単剤投与が標準的である[1,2,3,4]。初回治療のMTXに薬剤抵抗性を示す症例に対してはACT-Dへの変更，あるいはエトポシド（ETP）単独，MAやEAなどの2剤併用など，いずれかのレジメンへの変更によりほぼ全例が寛解に至る。これらの治療によってもなお寛解に至らない場合は，絨毛癌群に対する多剤併用レジメンを使用する。

侵入奇胎に対しては，いずれの標準レジメンを用いてもファーストラインによる寛解率は約70～90％であり，10～30％前後の症例で薬剤変更の必要が生じるが，セカンドラインによりほぼ100％の生存率が得られる。なお，侵入奇胎は約30％に肺転移を伴うが，転移を伴う症例の初回レジメンによる寛解率は60～70％で，転移のない症例の70～90％に比して低いとされている[1,5]。

2. 絨毛癌群に対する化学療法

絨毛癌は悪性度が高く全身に血行性転移をきたしやすいため，初回から強力な多剤併用化学療法を用いるべきである。侵入奇胎と同様に化学療法の感受性は高く，また診断時に約3分の2の症例で肺転移を伴うと報告されているように，転移が多発する症例も多いことから化学療法が治療の中心となる。

MTX，ACT-D，ETPの3剤を含む多剤併用療法が基本である。現在のファーストラインの標準治療はEMA/COであり，1980年代後半より汎用され，初回寛解率78～84％と良好な成績をあげている[6,7]。MEAも初回治療に用いられ，EMA/COと同等の初回寛解率が報告されている[8]。

ファーストラインに薬剤抵抗性となる場合（20～30％）には，セカンドラインとしてシスプラチン（CDDP）を加えたEP/EMA[9]や5-FUを含むFA[10]，パクリタキセル（paclitaxel）を含むTP/TE[11]なども使用されている。EMA/CO，MEAを用いた初回治療による寛解率は70～80％であり，20～30％の症例が初回治療抵抗性もしくは寛解後再発となる。しかし，これらの症例もセカンドライン以後の治療や再発後の治療によって，全体として85～90％の生存率が得られている[12,13,14]。

3. 効果判定と寛解判定の基準

1) 治療中の hCG モニタリング

化学療法中は血中 hCG 値を,少なくとも 1 週間に 1 回測定する。測定は必ず感度の良い検査法を用いる。なお,測定単位は mIU/ml を用い,ng/ml は使用しない。

2) 治療効果の判定とレジメン変更のタイミング

化学療法中に 2～3 サイクル以上にわたって hCG 値が変化しない場合,または再上昇する場合は薬剤変更が必要である。

薬剤投与中または直後には,一時的に hCG 値が上昇する現象(細胞効果)をみることがあり,その際にはその後に hCG 値が下降するかどうかを見極める必要がある。

3) 寛解判定と治療打ち切りのタイミング

血中 hCG がカットオフ値以下に至ってから,非絨毛癌群では 1～3 サイクル,絨毛癌群では 3～5 サイクルの追加化学療法を施行し[6, 15, 16, 17],hCG のカットオフ値以下が続いていることを確認した時点で寛解と判定する。

現在の最新の測定法をもってしても hCG の検出感度は限られており,hCG の陰性がそのまま腫瘍細胞(栄養膜細胞)ゼロの状態を意味しないことから追加化学療法は必須である。

4. 絨毛性疾患に使用される化学療法剤の種類

1) アルキル化剤 alkylating agents
   サイクロフォスファミド(cyclophosphamide),イフォスファミド(ifosfamide)など

2) 代謝拮抗剤 antimetabolites
   メトトレキサート(methotrexate),フルオロウラシル(fluorouracil)など

3) 抗生物質 antibiotics
   アクチノマイシン-D(actinomycin-D)など

4) 植物アルカロイド類 plant alkaloids
   ビンクリスチン(vincristine sulfate),エトポシド(etoposide)など

5) その他
   シスプラチン(cisplatin),パクリタキセル(paclitaxel)など

5. 絨毛性疾患に対する汎用レジメン

　絨毛性疾患の汎用レジメンを以下に示すが，非絨毛癌群とは奇胎後 hCG 存続症と侵入奇胎（臨床的侵入奇胎を含む）であり，絨毛癌群とは臨床的絨毛癌と絨毛癌である。これを FIGO 2000 staging and risk factor scoring system にあてはめると，前者は low risk gestational trophoblastic neoplasia（GTN），後者は high risk GTN におおむね相当する。

　なお，胎盤部トロホブラスト腫瘍ならびに類上皮性トロホブラスト腫瘍に対する効果的な化学療法は確立されていない。

1）非絨毛癌群（low risk GTN）

(1) ファーストライン

MTX 単独				
Day 1〜5	MTX	0.4 mg/kg あるいは 20 mg/body	筋注	2 週毎
ACT-D 単独				
Day 1〜5	ACT-D	10 μg/kg あるいは 0.5 mg/body	静注	2 週毎
MTX-Folinic acid				
Day 1, 3, 5, 7	MTX	1.0 mg/kg	筋注	2 週毎
Day 2, 4, 6, 8	Folinic acid	0.1 mg/kg	筋注	

(2) セカンドライン

ACT-D 単独				
Day 1〜5	ACT-D	10 μg/kg あるいは 0.5 mg/body	静注	2 週毎
MA				
Day 1〜4	MTX	0.4 mg/kg あるいは 20 mg/body	筋注	2 週毎
Day 1〜4	ACT-D	10 μg/kg あるいは 0.5 mg/body	静注	
ETP 単独				
Day 1〜5	ETP	60 mg/m^2 あるいは 100 mg/body	点滴静注	2〜3 週毎
EA				
Day 1〜4	ETP	60 mg/m^2 あるいは 100 mg/body	点滴静注	2〜3 週毎
Day 1〜4	ACT-D	10 μg/kg あるいは 0.5 mg/body	静注	

[表注1]　MTX：Methotrexate
　　　　ACT-D：Actinomycin-D
　　　　ETP：Etoposide
　　　　MTX-Folinic acid：Methotrexate ＋ Leucovorin calcium
　　　　MA：Methotrexate ＋ Actinomycin-D
　　　　EA：Etoposide ＋ Actinomycin-D.

2) 絨毛癌群（high risk GTN）
    (1) ファーストライン

EMA/CO			
Day 1	MTX	300 mg/m² （12時間かけて点滴静注）	Day 1, 2 と Day 8 を毎週交互に繰り返す
	ETP	100 mg/m² （30〜60分かけて点滴静注）	
	ACT-D	0.5 mg/body （静注）	
Day 2	ETP	100 mg/m² （30〜60分かけて点滴静注）	
	ACT-D	0.5 mg/body （静注）	
	Folinic acid	15 mg/body （12時間毎に4回，筋注あるいは内服）	
Day 8	CPA	600 mg/m² （30〜60分かけて点滴静注）	
	VCR	0.8〜1.0 mg/m² （静注）	
MEA			
Day 1	MTX	300 mg/body （4時間かけて点滴静注）	2〜3週毎 * Day 3〜4として4日間でも可
	MTX	150 mg/body （静注）	
	ETP	100 mg/body （60分かけて点滴静注）	
	ACT-D	0.5 mg/body （静注）	
Day 2	ETP	100 mg/body （60分かけて点滴静注）	
	ACT-D	0.5 mg/body （静注）	
	Folinic acid	15 mg/body （12時間毎に3回，筋注）	
Day 3〜5*	ETP	100 mg/body （60分かけて点滴静注）	
	ACT-D	0.5 mg/body （静注）	
EA			
Day 1〜4	ETP	60 mg/m² あるいは 100 mg/body （点滴静注）	2〜3週毎
Day 1〜4	ACT-D	10 µg/kg あるいは 0.5 mg/body （静注）	

(2) セカンドライン

FA			
Day 1〜5	5-FU	1500 mg/body （8時間かけて点滴静注）	2〜3週毎
Day 1〜5	ACT-D	0.5 mg/body （静注）	
EP/EMA			
Day 1	ETP	150 mg/m² （30〜60分かけて点滴静注）	Day 1 と Day 8, 9 を毎週交互に繰り返す
	CDDP	75 mg/m² （12時間かけて点滴静注）	
Day 8	ETP	100 mg/m² （30〜60分かけて点滴静注）	
	MTX	300 mg/m² （12時間かけて点滴静注）	
	ACT-D	0.5 mg/body （静注）	
Day 9	Folinic acid	15 mg/body （12時間毎に4回，筋注あるいは内服）	

［表注2］ CPA：Cyclophosphamide
VCR：Vincristine
CDDP：Cisplatin
EMA/CO：Etoposide ＋ Methotrexate ＋ Actinomycin-D/Cyclophosphamide
　　　＋ Vincristine
MEA：Methotrexate ＋ Etoposide ＋ Actinomycin-D
EA：Etoposide ＋ Actinomycin-D
FA：5-Fluorouracil ＋ Actinomycin-D
EP/EMA：Etoposide ＋ Cisplatin/Etoposide ＋ Methotrexate ＋ Actinomycin-D

文　献

1) Lurain JR. Treatment of gestational trophoblastic tumors. Curr Treat Options Oncol 2002 ; 3 : 113-24.
2) McNeish IA, Strickland S, Holden L, et al. Low-risk persistent gestational trophoblastic disease : outcome after initial treatment with low-dose methotrexate and folinic acid from 1992 to 2000. J Clin Oncol 2002 ; 20 : 1838-44.
3) Khan F, Everard J, Ahmed S, et al. Low-risk persistent gestational trophoblastic disease treated with low-dose methotrexate : efficacy, acute and long-term effects. Br J Cancer 2003 ; 89 : 2197-201.
4) Foulmann K, Guastalla JP, Caminet N et al. What is the best protocol of single-agent methotrexate chemotherapy in nonmetastatic or low-risk metastatic gestational trophoblastic tumors? A review of the evidence. Gynecol Oncol 2006 ; 102 : 103-10.
5) Hammond CB, Weed JC Jr, Currie JL. The role of operation in the current therapy of gestational trophoblastic disease. Am J Obstet Gynecol 1980 ; 136 : 844-58.
6) Bower M, Newlands ES, Holden L, et al. EMA/CO for high-risk gestational trophoblastic tumors : results from a cohort of 272 patients. J Clin Oncol 1997 ; 15 : 2636-43.
7) Lurain JR. Management of high-risk gestational trophoblastic disease. J Reprod Med 1998 ; 43 : 44-52.
8) Matsui H, Suzuka K, Iitsuka Y, et al. Combination chemotherapy with methtrexate, etoposide, and actinomycin D for high-risk gestational trophoblastic tumors. Gynecol Oncol 2000 ; 78 : 28-31.
9) Newlands ES, Mulholland PJ, Holden L, et al. Etoposide and cisplatin/etoposide, methotrexate, and actinomycin D (EMA) chemotherapy for patients with high-risk gestational trophoblastic tumors refractory to EMA/cyclophosphamide and vincristine chemotherapy and patients presenting with metastatic placental site trophoblastic tumors. J Clin Oncol 2000 ; 18 : 854-9.
10) Matsui H, Suzuka K, Iitsuka Y, et al. Salvage combination chemotherapy with 5-fluorouracil and actinomycin D for patients with refractory, high-risk gestational trophoblastic tumors. Cancer 2002 ; 95 : 1051-4.
11) Wang J, Short D, Sebire NJ, et al. Salvage chemotherapy of relapsed or high-risk gestational trophoblastic neoplasia (GTN) with paclitaxel/cisplatin alternating with paclitaxel/etoposide (TP/TE). Ann Oncol 2008 ; 19 : 1578-83.
12) Powles T, Yung A, Sanitt A, et al. The significance of the time interval between antecedent pregnancy and diagnosis of high-risk gestational trophoblastic tumours. Br J Cancer 2006 ; 95 : 1145-7.
13) Powles T, Savage PM, Stebbing J, et al. A comparison of patients with relapses and chemo-refractory gestational trophoblastic neoplasia. Br J Cancer 2007 ; 96 : 732-7.
14) Lurain JR, Singh DK, Schink JC, et al. Management of metastatic high-risk gestational trophoblastic neoplasia : FIGO Ⅱ - Ⅳ : risk factor score>or = 7. J Reprod Med 2010 ; 55 : 199-207.
15) Berkowitz RS, Goldstein DP. Current management of gestational trophoblastic diseases. Gynecol Oncol 2009 ; 112 : 654-62.
16) Seckl MJ, Sebire NJ, Berkowitz RS. Gestational trophoblastic disease. Lancet 2010 ; 376 (9742) : 717-29.
17) Lurain JR. Gestational trophoblastic disease Ⅱ : classification and management of gestational trophoblastic neoplasia. Am J Obstet Gynecol 2011 ; 204 : 11-8.

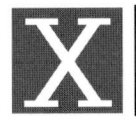

X FIGO 2000 staging and risk factor scoring system for gestational trophoblastic neoplasia

　gestational trophoblastic neoplasia（GTN）に対する新しいFIGO 2000 staging and risk factor scoring system（FIGO 2000 system）は，FIGO anatomical stagingとmodified WHO risk factor scoring systemを組み合わせたものであり，GTNのリスクグループを分類して化学療法レジメンを選択するための基準である（表4）。

　本邦分類と対比すると，low risk GTNは主に奇胎後hCG存続症と侵入奇胎（臨床的を含む）であり，high risk GTNは絨毛癌（臨床的を含む）に相当すると考えられる。

　なお，胞状奇胎そのものはGTNとは見做されないため（注2を参照），このFIGO 2000 systemには含まれていない。また，胎盤部トロホブラスト腫瘍はこれを適用して期別分類（staging）されるが，risk factor scoringの対象とはならない。現在のところFIGOではGTNとして分類されていない類上皮性トロホブラスト腫瘍はstagingもscoringも対象とはならない[1]。

　このFIGO 2000 systemは国際的基準として重要であり，今後の本邦における絨毛性疾患の治療成績の比較あるいは登録などに際して考慮することが望まれる。

注1　FIGO 2000 staging and risk factor scoring systemの成立までの経緯

　　絨毛性疾患は栄養膜細胞を発生母地とする疾患の総称であるが，分類あるいは診断基準についての国際的な統一見解が得られていない。そのため，疾患の発生状況，治療方針，治療成績などについて国際的に比較・検討することが困難であった。

　　こうした状況を改めるためにInternational Society for the Study of Trophoblastic Diseases（ISSTD），International Gynecologic Cancer Society（IGCS），Society of Gynecologic Oncologist（SGO）での長期間の検討を経て，FIGO Cancer Staging and Nomenclature Committeeの会議が開催された2000年9月，絨毛性疾患についてのRevised FIGO 1992 staging systemを変更したFIGO 2000 staging and risk factor scoring systemが提言され，2002年にFIGO Oncology Committeeで承認された[2]。

注2 gestational trophoblastic disease と gestational trophoblastic neoplasia

　FIGO Oncology Committee（2002）は，gestational trophoblastic disease（GTD）とは区別して gestational trophoblastic neoplasia（GTN）という呼称を使用するように推奨した。そこには，本邦と同様に，胞状奇胎を悪性腫瘍（malignant neoplasia, cancer）とは見做さないとする考え方が反映されている。したがって，GTN とは下記の判定基準によって診断される化学療法あるいは摘出手術などの治療を必要とする疾患の総称であり，GTD は胞状奇胎と GTN の集合的な名称であるとしている。

　胞状奇胎娩出後の GTN の診断に必要な判定基準を以下のように定めており，欧米では一般的な基準となっている（本邦の基準と対比）。
(1) hCG 値が少なくとも 3 週間にわたり 4 回以上プラトーを示す場合：
day 1, 7, 14, 21。
(2) hCG 値が少なくとも 2 週間にわたり 3 回以上連続して増加を示す場合：
day 1, 7, 14。
(3) 組織学的検査で絨毛癌の場合。
(4) hCG が胞状奇胎娩出後 6 カ月以上持続して検出される場合。

注3 gestational trophoblastic neoplasia（GTN）は，本邦分類の侵入奇胎・絨毛癌・存続絨毛症のすべてを包括している名称であるが，本邦の臨床的侵入奇胎や臨床的絨毛癌のように組織学的診断を考慮しているものではない。

表4 FIGO 2000 staging and risk factor scoring system for gestational trophoblastic neoplasia

FIGO Staging	
Stage Ⅰ	Disease confined to the uterus
Stage Ⅱ	GTN extends outside of the uterus, but is limited to the genital structures (adnexa, vagina, broad ligament)
Stage Ⅲ	GTN extends to the lungs, with or without known genital tract involvement
Stage Ⅳ	All other metastatic sites

FIGO Scoring				
Score	0	1	2	4
Age (years)	<40	$\geqq 40$		
Antecedent pregnancy	Mole	Abortion	Term	
Interval months from index pregnancy	<4	$4\sim<7$	$7\sim<13$	$\geqq 13$
Pre-treatment serum hCG (IU/l)	$<10^3$	$10^3\sim<10^4$	$10^4\sim<10^5$	$\geqq 10^5$
Largest tumor size (cm) (including uterus)	<3	$3\sim<5$	$\geqq 5$	
Site of metastases	Lung	Spleen, kidney	Gastro-intestinal	Liver, brain
Number of metastases		$1\sim 4$	$5\sim 8$	>8
Previous failed chemotherapy			Single drug	2 or more drugs

［表注1］合計スコア6点以下を low risk GTN, 7点以上を high risk GTN とし，前者では単剤化学療法を，後者では多剤化学療法を推奨している。

［表注2］表記の方法は，stage はローマ数字，risk score の合計はアラビア数字で書き，その間にコロンを置く。たとえば stage Ⅱ：10 のように記す。

文　献

1) Ngan HY, Bender H, Benedet JL, et al. Gestational trophoblastic neoplasia, FIGO 2000 staging and classification. Int J Gynecol Obstet 2003 ; 83 : 175-7.
2) Ngan HY. The FIGO staging for gestational trophoblastic neoplasia 2000. FIGO Oncology Committee. Int J Gynecol Obstet 2002 ; 77 : 285-7.

第3部

絨毛性疾患の地域登録
~日本産科婦人科学会婦人科腫瘍委員会への登録の実際~

I 概説

　1960年代までは絨毛癌の治療成績は極めて不良であり，死亡率は50％を超えていた。当時，絨毛癌の過半数は胞状奇胎後に続発しており，胞状奇胎患者の登録管理と経過観察を確実に行い，絨毛癌の治療成績を向上させることを目的として1962年に愛知県（名古屋大学）に全国に先駆けて絨毛性疾患地域登録センターが設立された。その後，各地で地域登録センターが立ち上がったが，全国統計として集計されるようになったのは1974年からであり，初年度は12地域の登録データが集積された。現在は21（1道20県）の地域登録センターにおいて，合計約2,600の医療施設からの登録が行われている。

　この絨毛性疾患についての全国統計は，日本産科婦人科学会婦人科腫瘍委員会における婦人科腫瘍登録委員会が集計報告し，1974年から2008年の間に43,795例の胞状奇胎，1,884例の侵入奇胎，1,016例の絨毛癌，2,666例の存続絨毛症が登録されている。

II 地域登録報告書

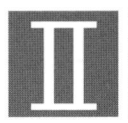

　各施設は，地域登録センターに報告書（個別：様式2-1, 2-2, 様式3）を報告する。その登録に際しては，原則的に以下の定めに則って行う。すなわち，1）絨毛性疾患の診断は本規約の分類・定義・診断基準による，2）登録症例は当該登録地域に在住するものに限定する。

　胞状奇胎登録（個別：様式3）は，胞状奇胎の治療・診断を行った施設が地域登録センターに報告する。

　地域登録センターは，登録地域における絨毛性疾患症例の集計（総括：様式1）および続発症例（個別：様式2-1, 2-2）について，日本産科婦人科学会婦人科腫瘍委員会に報告する。

1. 絨毛性疾患地域登録報告書（総括：様式1）
2. 侵入胞状奇胎・絨毛癌・PSTT・ETT・存続絨毛症の症例報告書
   （個別：様式2-1, 2-2）
3. 胞状奇胎報告書（個別：様式3）

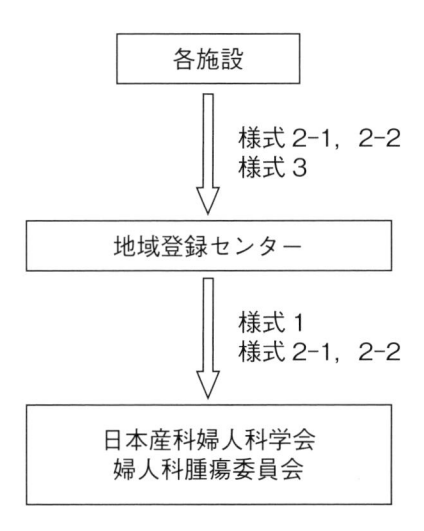

```
┌─────────────┐
│   各施設    │
└─────────────┘
      │  様式2-1, 2-2
      ▼  様式3
┌─────────────┐
│ 地域登録センター │
└─────────────┘
      │  様式1
      ▼  様式2-1, 2-2
┌─────────────┐
│ 日本産科婦人科学会 │
│  婦人科腫瘍委員会  │
└─────────────┘
```

絨毛性疾患地域登録報告書（様式1）

集計年度 _____ 年1～12月

県・地域 _____　地域登録センター代表者氏名_____

報告年月日 _____　実務担当者氏名 _____

絨毛性疾患数

1. 胞状奇胎 _____ 例
    1-1　全胞状奇胎 _____ 例
    ①肉眼診断 _____例　②病理診断 _____例　③p57^{Kip2} _____例　④遺伝子診断 _____例
    1-2　部分胞状奇胎 _____ 例
    ①肉眼診断 _____例　②病理診断 _____例　③p57^{Kip2} _____例　④遺伝子診断 _____例
2. 侵入胞状奇胎 _____ 例
3. 絨毛癌 _____ 例
4. PSTT _____ 例
5. ETT _____ 例
6. 存続絨毛症 _____ 例
    6-1　奇胎後hCG存続症 _____ 例
    6-2　臨床的侵入奇胎 _____ 例
    6-3　臨床的絨毛癌 _____ 例

人口（報告年度の厚生省「人口動態統計」による確定数による）
　　人口総数 _____ 人
　　全年齢の女性人口 _____ 人
　　15～59歳の女性人口 _____ 人

妊娠数
　　出生数 _____ 人
　　死産数 _____ 人
　　人工妊娠中絶数 _____ 人

登録施設
　　絨毛性疾患登録施設数 _____ 施設
　　報告・連絡施設数 _____ 施設

　　登録率 ＝ $\dfrac{\text{報告・連絡施設数}}{\text{絨毛性疾患登録施設数}}$ ＝ _____ ％

侵入奇胎・絨毛癌・PSTT・ETT・存続絨毛症　症例報告書（様式2-1）

地域 _____　番号 _____　報告年月日 _____　治療施設の地域 _____

病院名 _____　記入者氏名 _____

1. 患者年齢 _____ 歳

2. 先行妊娠　□正期産　□早産（　　週）　□自然流産（　　週）　□人工流産（　　週）
   　　　　　□異所性妊娠　□全奇胎　□部分奇胎　□侵入奇胎　□なし　□不明

   先行妊娠終了日 _____　（□不明）

   先行妊娠後の管理　□行わず・不明　　□あり→□下降不良　□hCGカットオフ値到達

   管理中のhCG最低値（□血中　□尿中）_____ mIU/ml(IU/L)

3. 妊娠歴（今回の先行妊娠を除く）

   1) _____ 経妊　_____ 経産
   2) 胞状奇胎の既往　□なし　□あり→　1回（□全奇胎・□部分奇胎：　　　年　　　月　　　日）
   　　　　　　　　　　　　　　　　　　2回（□全奇胎・□部分奇胎：　　　年　　　月　　　日）
   　　　　　　　　　　　　　　　　　　3回（□全奇胎・□部分奇胎：　　　年　　　月　　　日）

4. 今回の登録絨毛性疾患について

   診断日 _____ 年 _____ 月 _____ 日　　潜伏期間 _____ 日間

   診断名　□侵入奇胎　□絨毛癌　□PSTT　□ETT　□奇胎後hCG存続症
   　　　　□臨床的侵入奇胎（臨侵入全奇・臨侵入部奇）　□臨床的絨毛癌

   病理組織診断　□なし　□あり　→ありの場合　病理組織診断名 _____

   治療開始時のhCG値（□血中　□尿中）_____ mIU/ml(IU/L)

   病巣存在部位　□なし　□子宮　□卵巣　□腟　□その他骨盤内　□肺　□脳　□肝　□他臓器
   　　　　　　　その他の場合の部位 _____

侵入奇胎・絨毛癌・PSTT・ETT・存続絨毛症　症例報告書（様式2-2）

絨毛癌診断スコア　　＿＿＿＿＿＿＿点

先行妊娠	□胞状奇胎（0点）　　□流産（3点）　　□正期産（5点）			
潜伏期間	□6カ月未満（0点）　　□6カ月～3年未満（4点）　　□3年以上（5点）			
原発病巣	□子宮体部・子宮傍結合織・腟（0点）　□卵管・卵巣（3点）　□子宮頸部（4点）　□骨盤外（5点）			
転移部位	□なし・肺・骨盤内（0点）　　□骨盤外（肺を除く）（5点）			
肺転移巣		□0点	□3点	□4点	□5点
	直径	20 mm未満	20～30 mm未満		30 mm以上
	大小不同	なし		あり	
	個数	20個以下			21個以上
hCG値（mIU/ml）	□10^6未満（0点）　□10^6～10^7未満（1点）　□10^7以上（3点）			
BBT（月経周期）	□不規則・一相性（不規則）（0点）　　□二相性（整調）（5点）			

FIGO 2000 staging and risk factor scoring system

FIGO 2000 stage：□　Ⅰ　□　Ⅱ　□　Ⅲ　□　Ⅳ
Ⅰ期：病巣は子宮に限局
Ⅱ期：病巣が子宮外に進展、ただし付属器，腟，広靱帯に限局している
Ⅲ期：肺転移の存在、ただし内性器の病巣の有無は問わない
Ⅳ期：その他の部位への転移の存在

FIGO 2000 score：＿＿＿＿＿＿点

年齢	□40歳未満（0点）　　□40歳以上（1点）
先行妊娠	□胞状奇胎（0点）　　□流産（1点）　　□正期産（2点）
潜伏期	□4カ月未満（0点）　□4カ月～7カ月未満（1点） □7カ月～13カ月未満（2点）　□13カ月以上（4点）
治療前血中hCG値（mIU/ml）	□10^3未満（0点）　□10^3～10^4未満（1点） □10^4～10^5未満（2点）　□10^5以上（4点）
腫瘍の最大径	□3 cm未満（0点）　□3～5 cm未満（1点）　□5 cm以上（2点）
転移部位	□肺（0点）　　□脾臓・腎臓（1点）　　□消化管（2点） □肝臓・脳（4点）
転移の数（個）	□1～4（1点）　□5～8（2点）　□9以上（4点）
効果不良の既往化学療法	□単剤療法（2点）　□2剤または多剤療法（4点）

5. 備考・特記事項

胞状奇胎症例報告書（様式3）

送信先：絨毛性疾患地域登録センター　行

送信日：　　　年　　　月　　　日（　　）
送信元：貴院名
　　　　御芳名
　　　　TEL：　　　　　　　FAX：
　　　　　　　　計　　　枚

【胞状奇胎登録】

患者年齢	歳	胞状奇胎既往の有無
		有　・　無

経妊　　回（今回を除く）	経産　　回（今回を除く）
（うち　流産　　回・人工妊娠中絶　　回・その他　　　　）	
手術年月日または奇胎娩出年月日	最終月経（または予想在胎週数）
年　　月　　日	

該当項目に○またはご記入願います。

1. 治療法
　①内容除去術　　②再掻爬（　　年　　月　　日）　　③子宮全摘術

2. 診断
　①全胞状奇胎　　②部分胞状奇胎　　③その他（　　　　　　　　　　）

3. 診断方法（複数選択可）
　①肉眼的所見　　②病理検査　　③p57^{Kip2}免疫染色　　④遺伝子検査

4. 胞状奇胎娩出後の経過
　①経過観察中　　②hCG正常値化確認　　③hCG下降不良
　④侵入奇胎発症（臨床的侵入奇胎を含む）　　⑤絨毛癌発症（臨床的絨毛癌を含む）
　⑥その他（　　　　　　）

III 絨毛性疾患地域登録成績

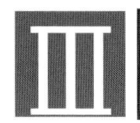

　絨毛性疾患地域登録が始まった1974年から2008年までの35年間に登録された成績を，5年毎に集計した表を示す。

　当初12地域であった登録地域は，2006年以降は21地域（北海道，岩手県，福島県，新潟県，富山県，群馬県，栃木県，千葉県，神奈川県，静岡県，愛知県，和歌山県，兵庫県，鳥取県，島根県，香川県，福岡県，熊本県，長崎県，鹿児島県，沖縄県）になっている。1992年からは全胞状奇胎と部分胞状奇胎を区別して登録されており，1994年からは胎盤部トロホブラスト腫瘍（PSTT）が登録されるようになった。

　本登録成績は，本邦都道府県の約半数にあたる21地域における絨毛性疾患の発生状況であるが，その地域内に発生したものが全数登録されているわけではない。しかし，そのような状況を差引いても，胞状奇胎の発生数は減少してきており，特に侵入奇胎や絨毛癌は著しい減少を示している。これには種々の要因が関与しているが，絨毛性疾患の治療成績を向上させることを意図して始められた地域登録事業が果たしている役割は大きい。

絨毛性疾患地域登録成績（1974年～2008年：日本産科婦人科学会婦人科腫瘍委員会）

登録年	登録地域	総人口（登録地域内）	出生数（登録地域内）	胞状奇胎				侵入奇胎	絨毛癌	PSTT	存続絨毛症			
				総数	胞状奇胎発生率（出生1,000対）	全奇胎	部分奇胎				総数	奇胎後hCG存続症	臨床的侵入奇胎	臨床的絨毛癌
1974-1978	12-14	200,306,035	3,307,661	9,333	2.82			435	283		558			
1979-1983	14-16	223,093,372	3,001,971	8,309	2.77			393	223		399			
1984-1988	16-21	267,934,673	3,217,070	8,216	2.55			385	202		390			
1989-1993	21-22	293,065,332	2,937,540	6,279	2.14	1,144*	1,084*	291	128		400	40*	94*	25*
1994-1998	22	301,609,053	2,935,701	4,899	1.67	2,238	2,661	170	78	7	386**	103	230	40
1999-2003	17-21	281,258,464	2,608,031	3,826	1.47	1,646	2,180	124	56	11	288	89	171	28
2004-2008	20-21	289,684,208	2,537,720	2,933	1.16	1,212	1,721	86	46	10	245	55	160	30

[表注1] 地域登録における5年間毎の合計を示す。
[表注2] 胞状奇胎および存続絨毛症の細分類（全奇胎・部分奇胎、および奇胎後hCG存続症・臨床的侵入奇胎・臨床的絨毛癌）は、1992年から区別して登録するようになった。そのため、*印で示す細分類の数（1989-1993）は、1992年と1993年の2年間分の合計である。
[表注3] **印で示す総数は、区分不明の存続絨毛症を含む。

第4部

絨毛性疾患の組織図譜

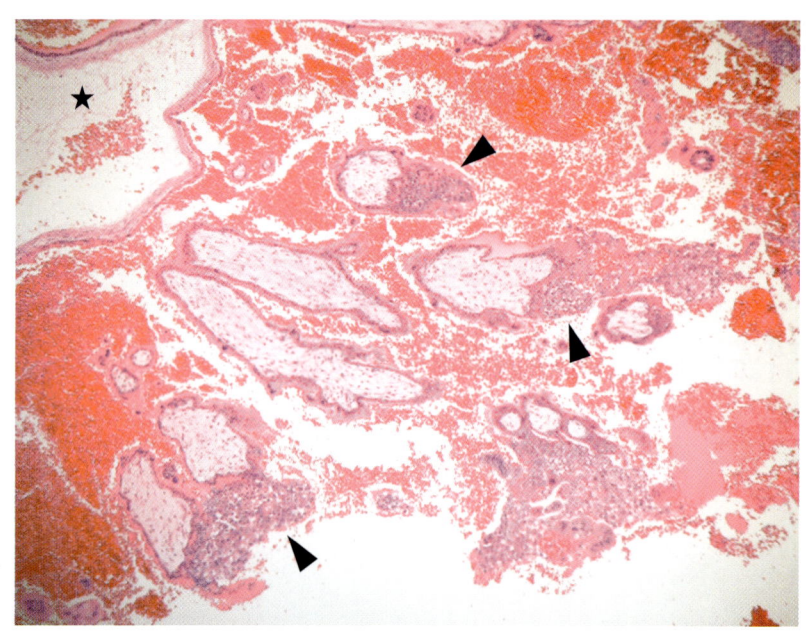

図譜1a. 正常妊娠の絨毛と栄養膜細胞（妊娠6週）

末端絨毛での栄養膜細胞柱を示す（▲）。広範囲な栄養膜細胞の増殖を示す全胞状奇胎とは異なる。
★印は幹絨毛を示す。

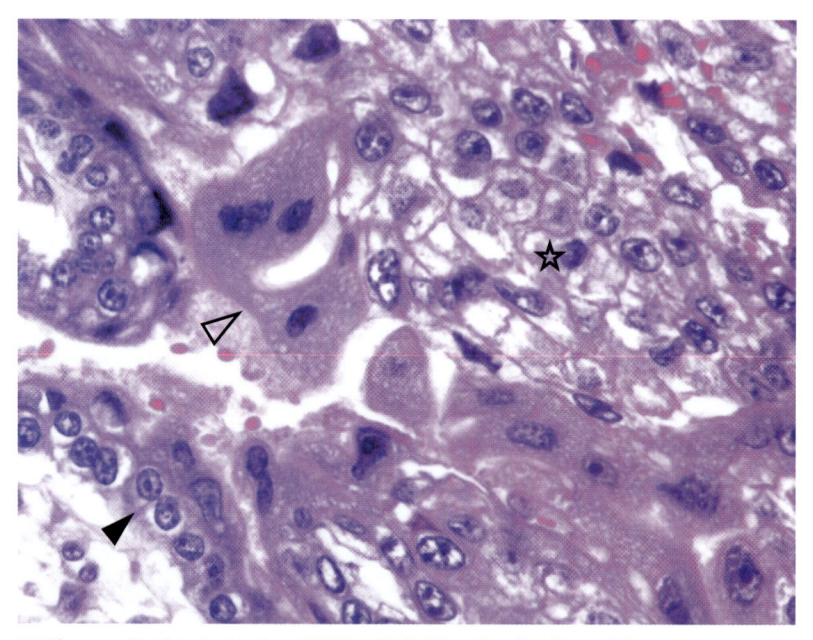

図譜1b. 絨毛における3種類の栄養膜細胞（妊娠7週）

細胞性栄養膜細胞（▲），合胞体栄養膜細胞（△），中間型栄養膜細胞（☆）

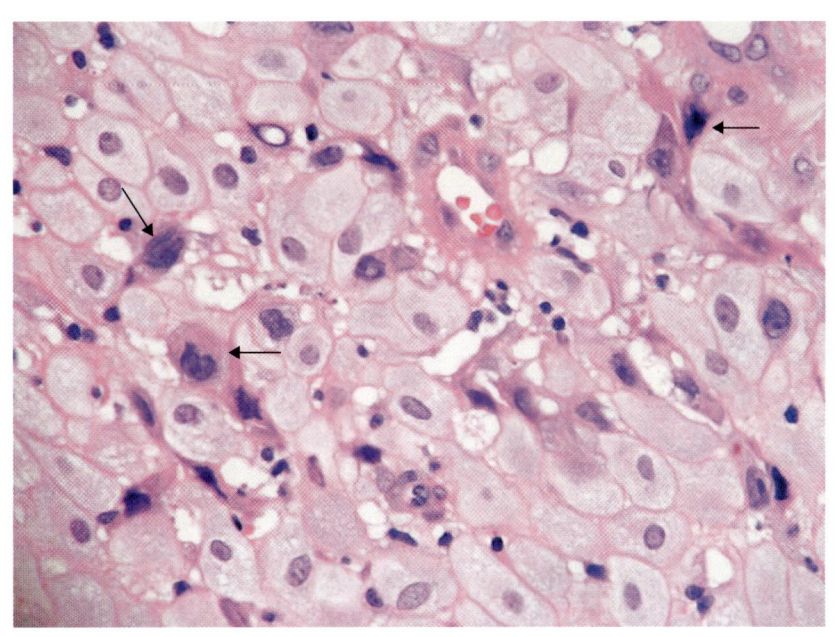

図譜 1c. 着床部（絨毛外）中間型栄養膜細胞（妊娠 7 週）

不整形でクロマチンに富む核と好酸性の胞体を有する細胞を示す（↑）。
淡明な胞体を有する細胞は脱落膜細胞である。

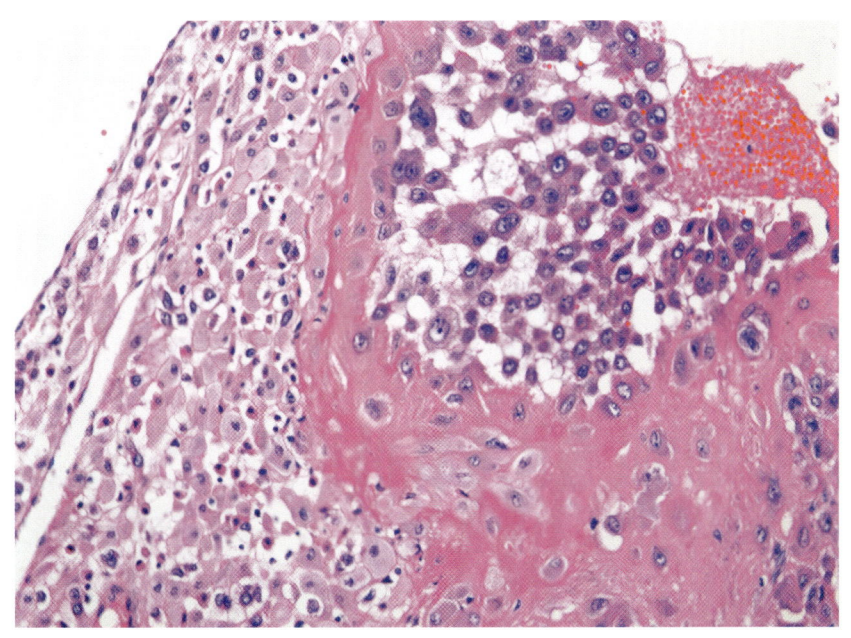

図譜 1d. 螺旋動脈に浸潤する絨毛外中間型栄養膜細胞（妊娠 8 週）

螺旋動脈内外での中間型栄養膜細胞を示す。

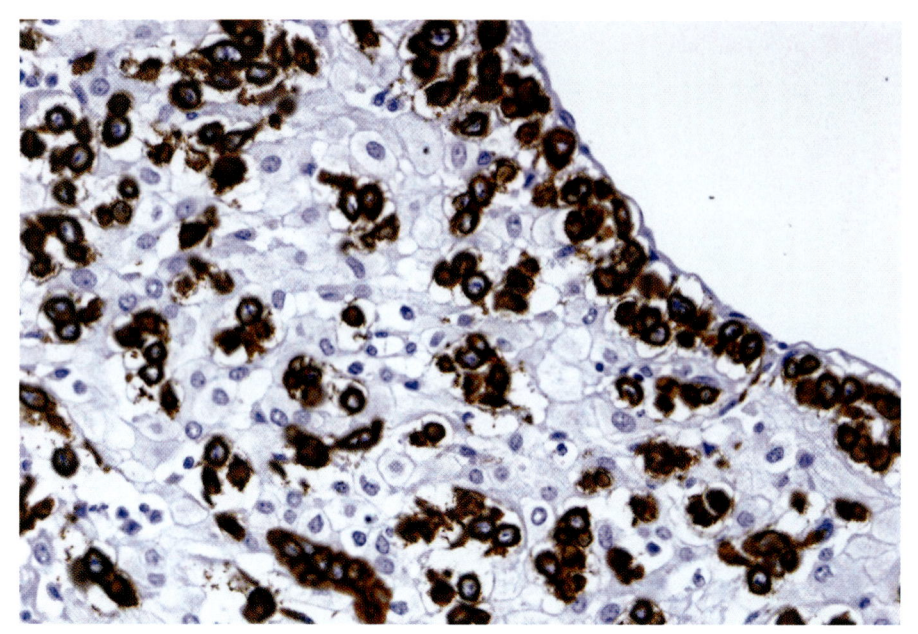

図譜1e. 着床部（絨毛外）中間型栄養膜細胞（妊娠8週）

抗サイトケラチン抗体による免疫組織化学染色で，細胞質が陽性を示す。

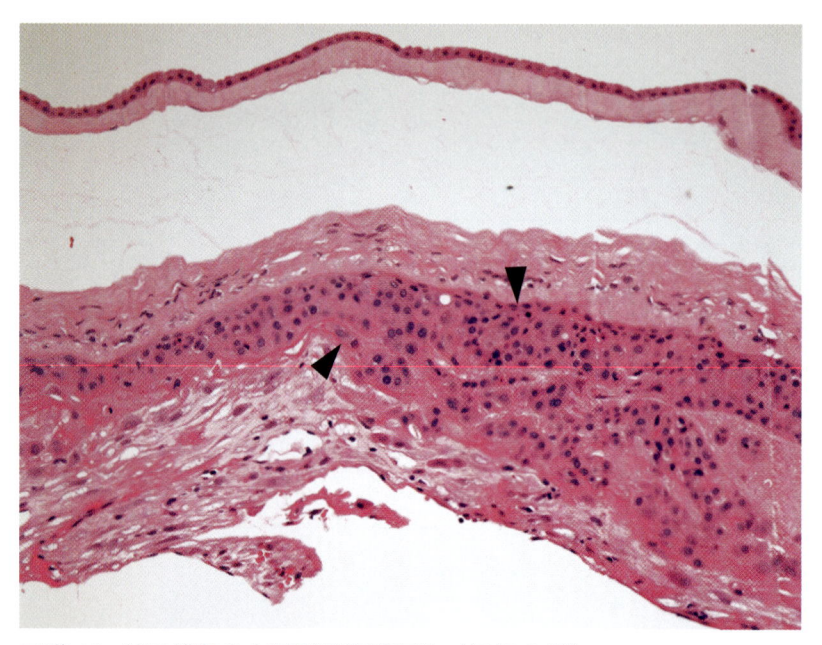

図譜1f. 絨毛膜部の中間型栄養膜細胞（妊娠8週）

着床部の中間型栄養膜細胞とは異なり，帯状・敷石状の配列を示す（▲）。

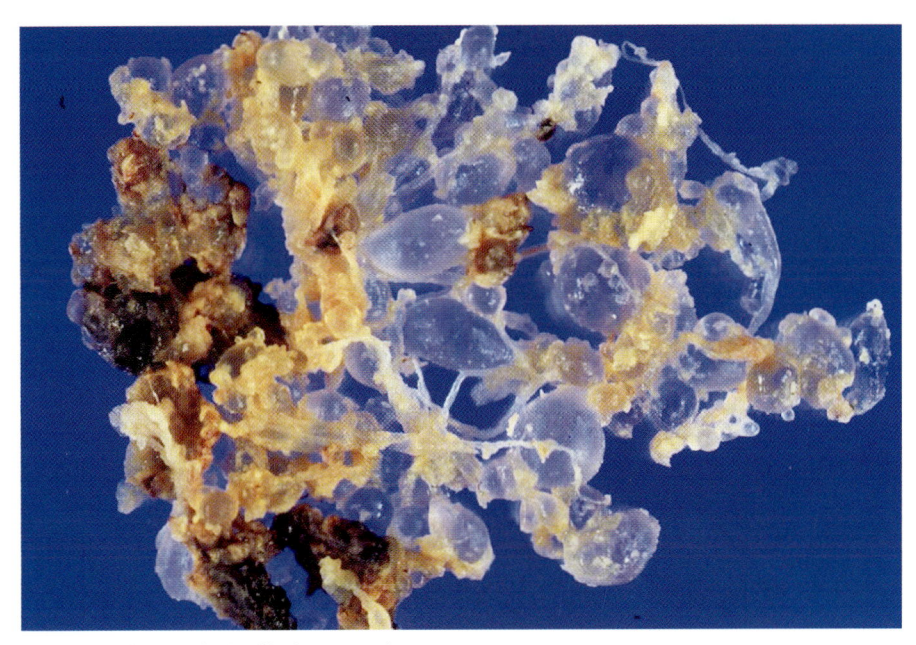

図譜 2. 全胞状奇胎（妊娠 10 週）

肉眼的に，ほぼ全ての絨毛が嚢胞状の腫大を呈する。
（子宮腫瘍病理アトラス，石倉浩ほか編集，文光堂（2007），292 頁より転載）

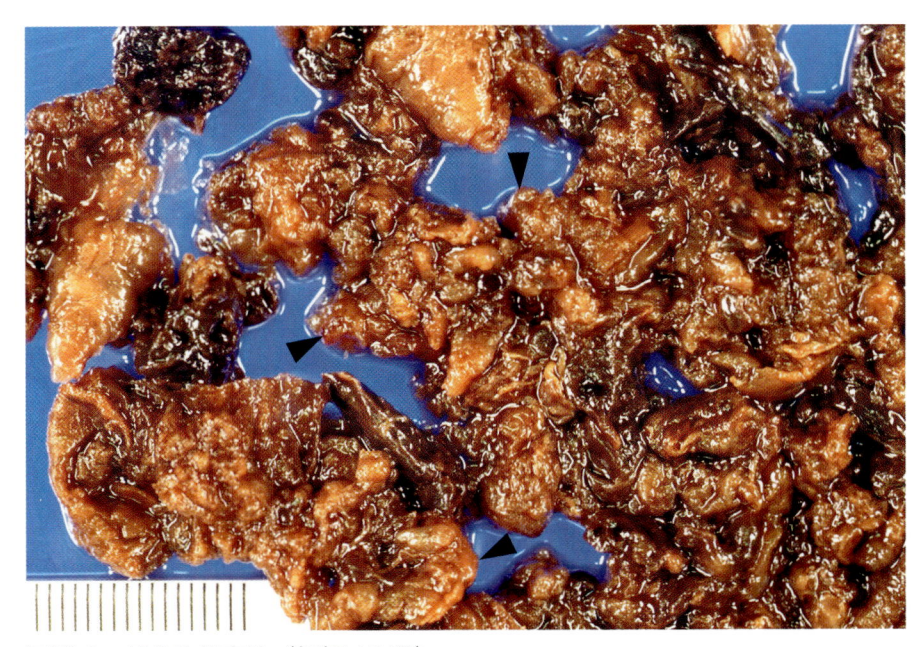

図譜 3. 部分胞状奇胎（妊娠 13 週）

肉眼的に絨毛の一部が軽度の嚢胞状腫大を呈する（▲）。

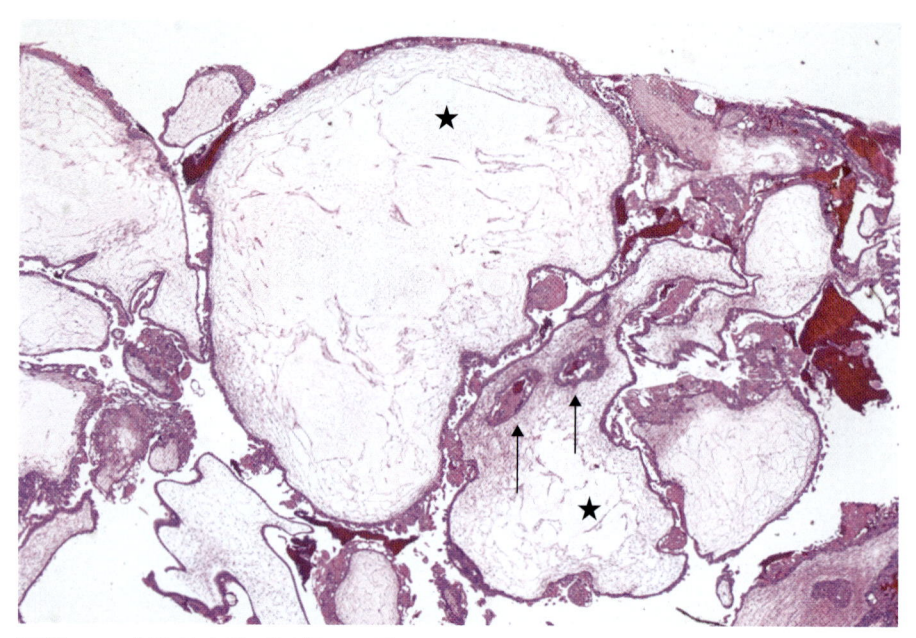

図譜 4a. 全胞状奇胎（妊娠 10 週）

多数の絨毛の浮腫，広範囲の栄養膜細胞の増殖，槽の形成（★），栄養膜細胞の封入形成（↑）を認める。

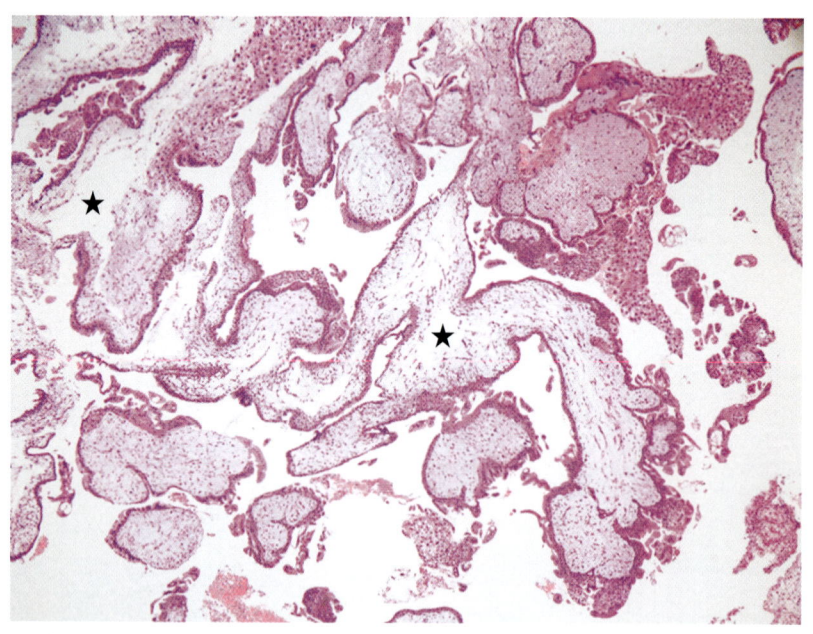

図譜 4b. 全胞状奇胎（妊娠 8 週）

大部分の絨毛が水腫状変化を示し，その輪郭は不規則であり，広範囲に栄養膜細胞の増殖を認める。
間質に槽の形成（★）を認める。

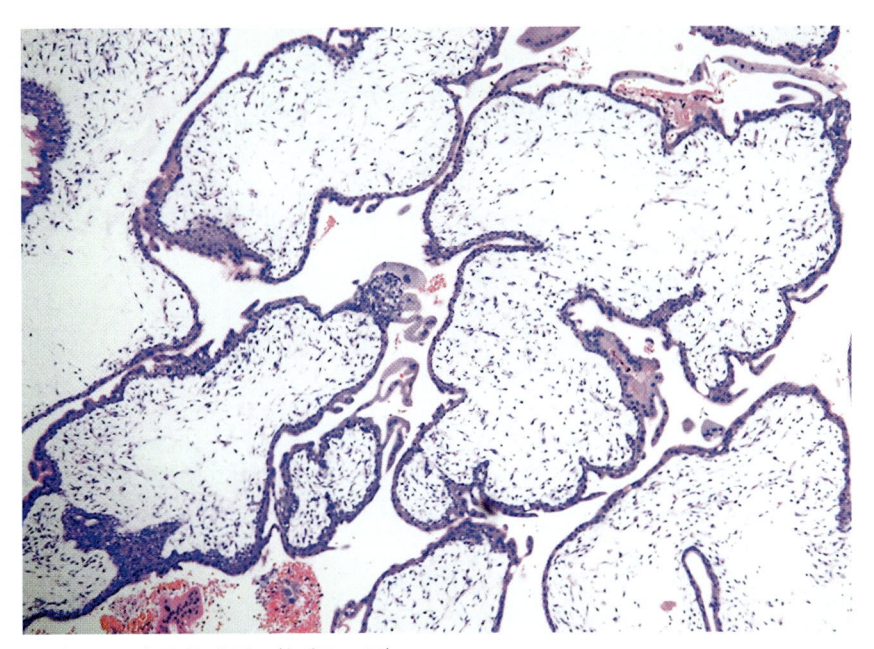

図譜 4c. 全胞状奇胎（妊娠 8 週）
貝殻模様で浮腫状の絨毛，中等度の栄養膜細胞の増殖と細胞に富む絨毛間質を示す。

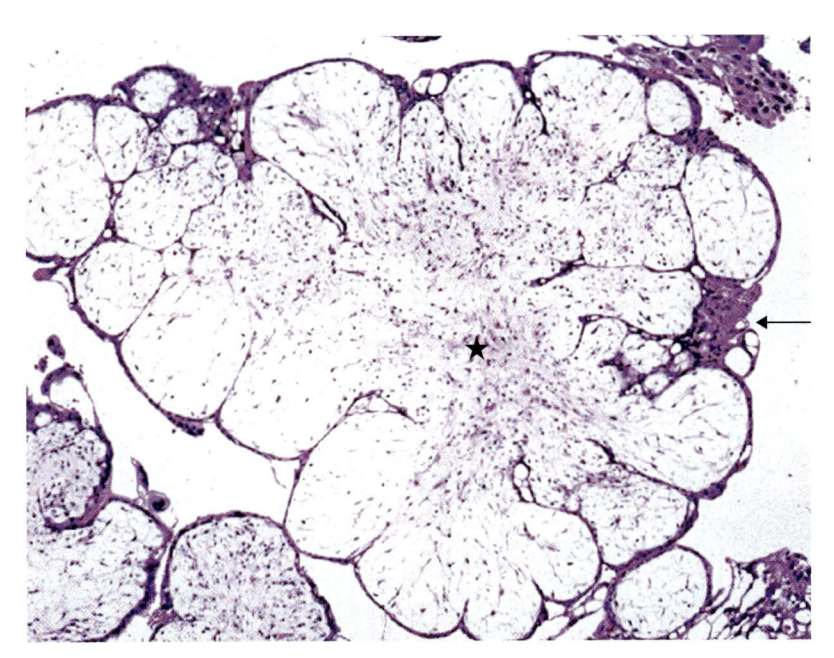

図譜 4d. 全胞状奇胎（妊娠 7 週）
八頭状の絨毛，軽度の栄養膜細胞の増殖（↑），絨毛間質の軽度の浮腫，間質細胞の増生（★）を認める。

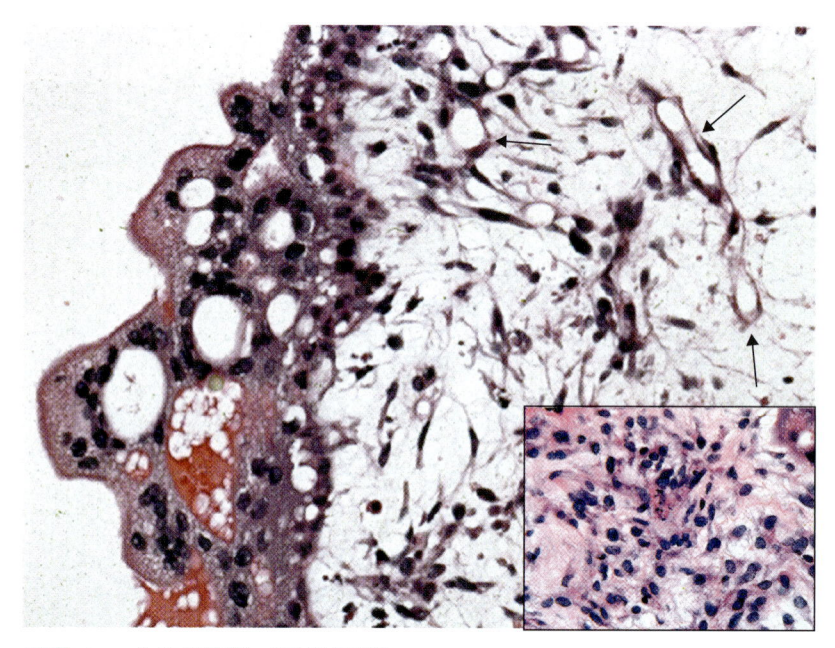

図譜 4e. 全胞状奇胎（妊娠 7 週）
絨毛間質での間質細胞と毛細血管の増生（↑），核崩壊像（右下挿入図）を示す。

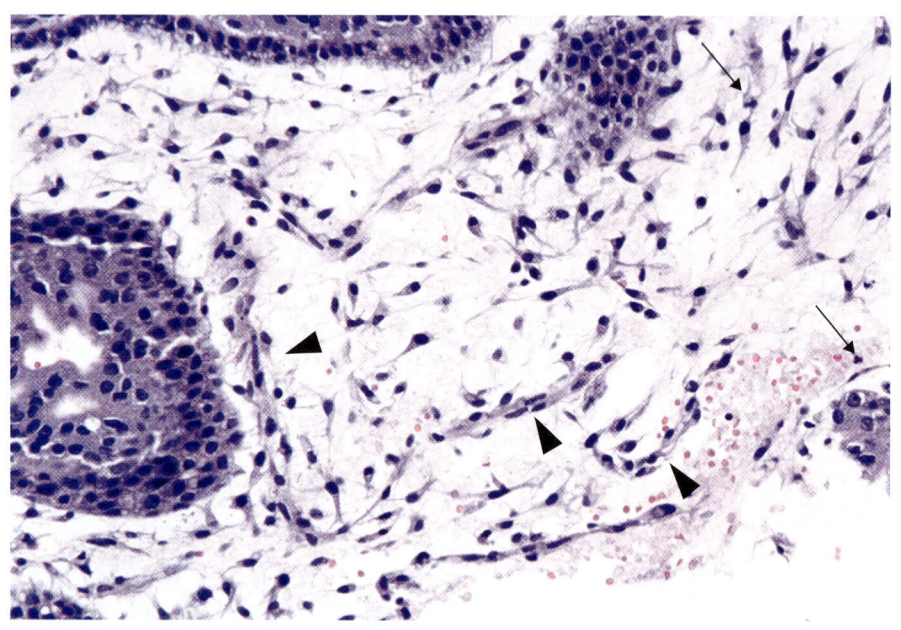

図譜 4f. 全胞状奇胎（妊娠 8 週）
栄養膜細胞の増殖，絨毛間質での間質細胞と毛細血管（▲）の増生，核崩壊像（↑）を示す。

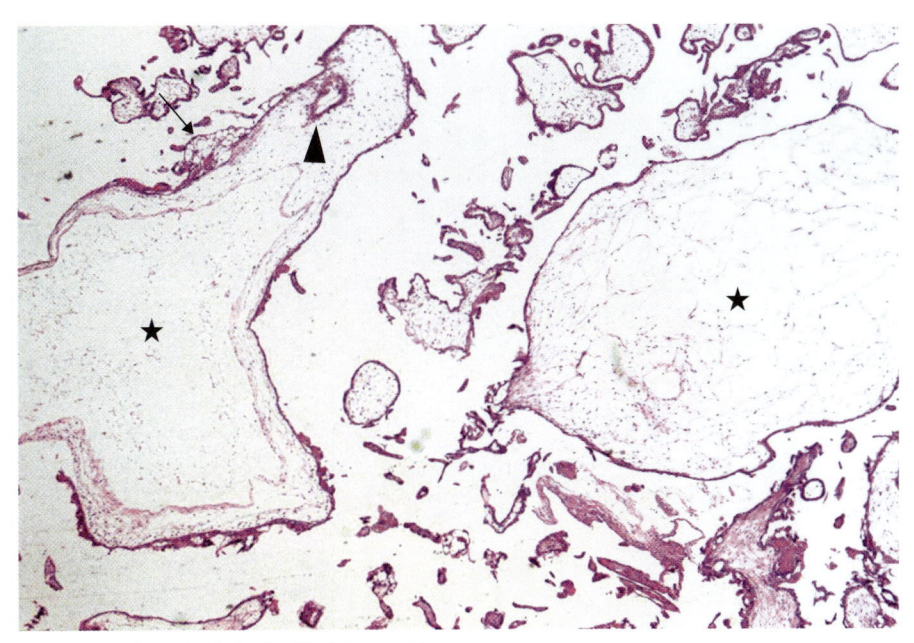

図譜 5a. 部分胞状奇胎（妊娠 10 週）

ほぼ正常大の絨毛と腫大した絨毛を認め，後者では輪郭が不規則で間質に槽（★）や栄養膜細胞の封入（▲）を認める。栄養膜細胞の増殖は局所性で軽度である（↑）。

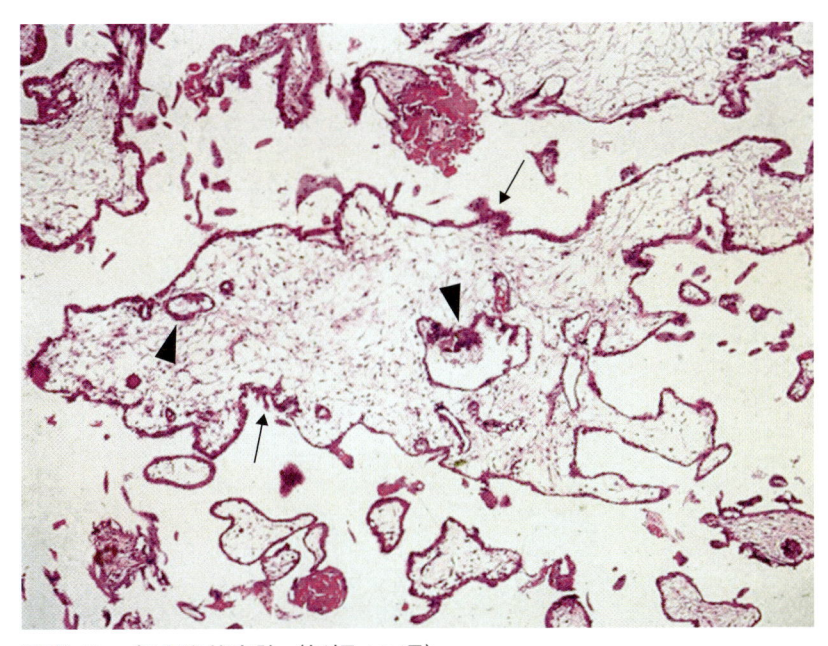

図譜 5b. 部分胞状奇胎（妊娠 10 週）

絨毛の貝殻模様の輪郭，栄養膜細胞の封入（▲）と栄養膜細胞の軽度増殖（↑）を示す。

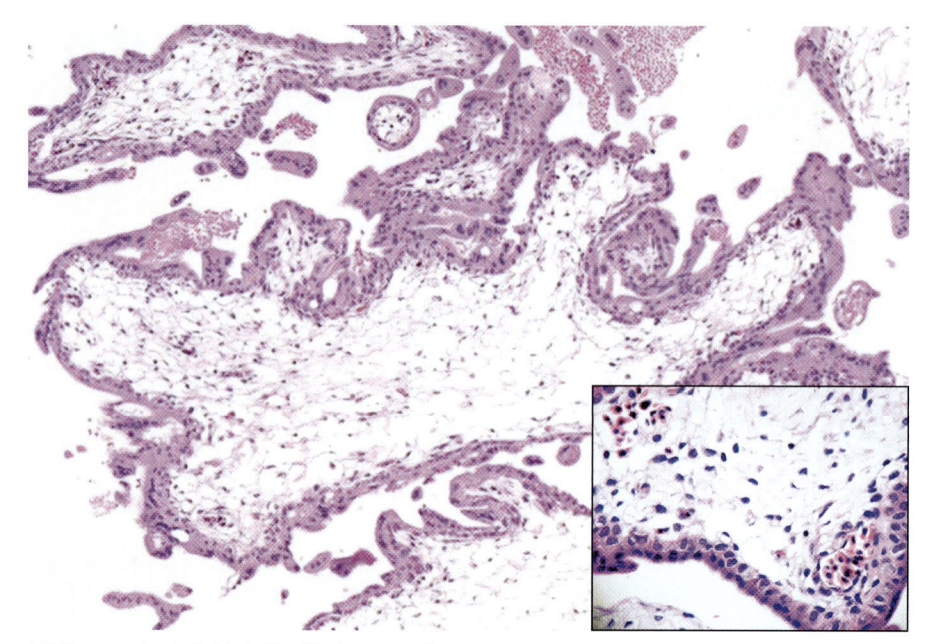

図譜 5c. 部分胞状奇胎（妊娠 10 週）

絨毛の輪郭は不規則で，軽度の栄養膜細胞の増殖，間質の浮腫，胎児の有核赤血球を容れる毛細血管（右下挿入図）を認める。

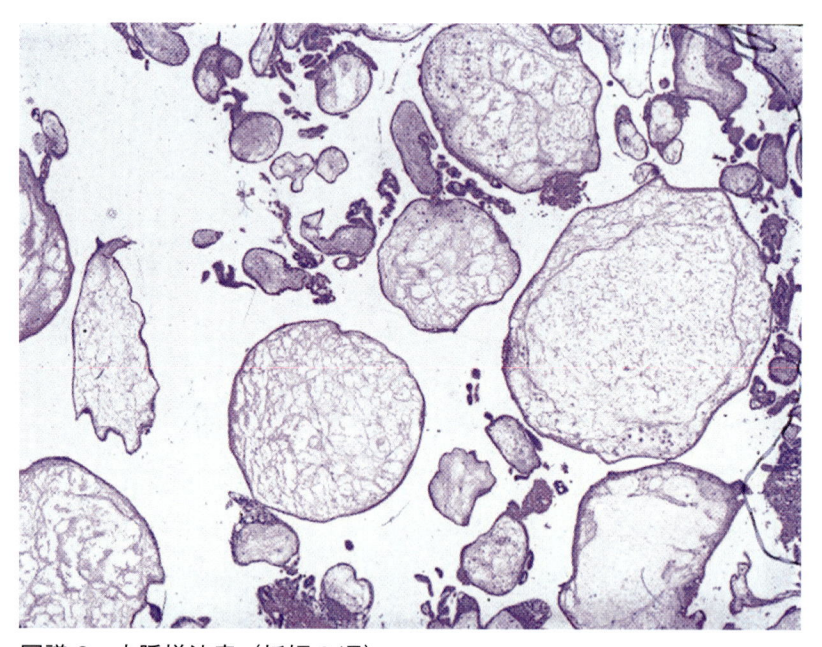

図譜 6. 水腫様流産（妊娠 9 週）

一部の絨毛が浮腫状で槽の形成を伴い，輪郭は円形ないし類円形を示す。
栄養膜細胞の増殖は認めない。

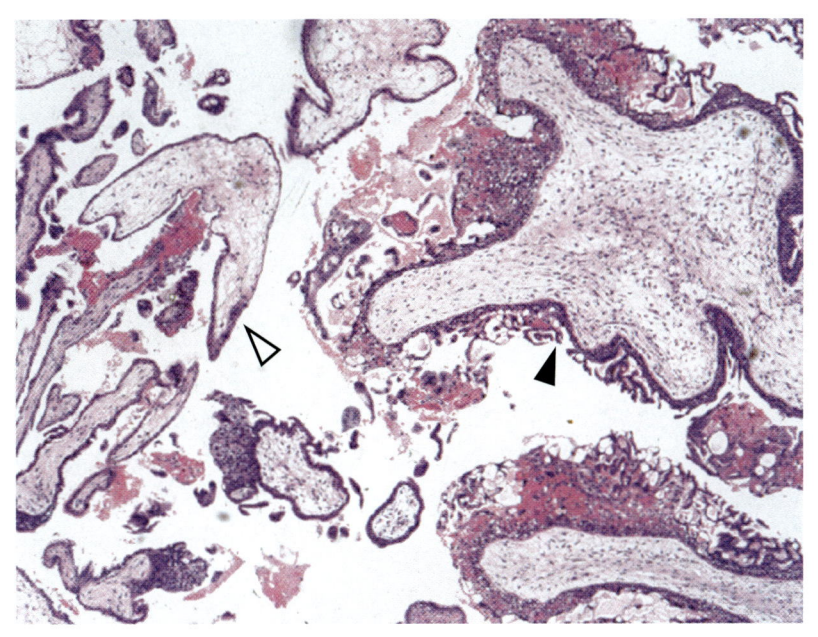

図譜 7. 胎児共存奇胎（妊娠 9 週）
右半分では全胞状奇胎の像（▲），左半分では正常の絨毛組織の像（△）を認める。

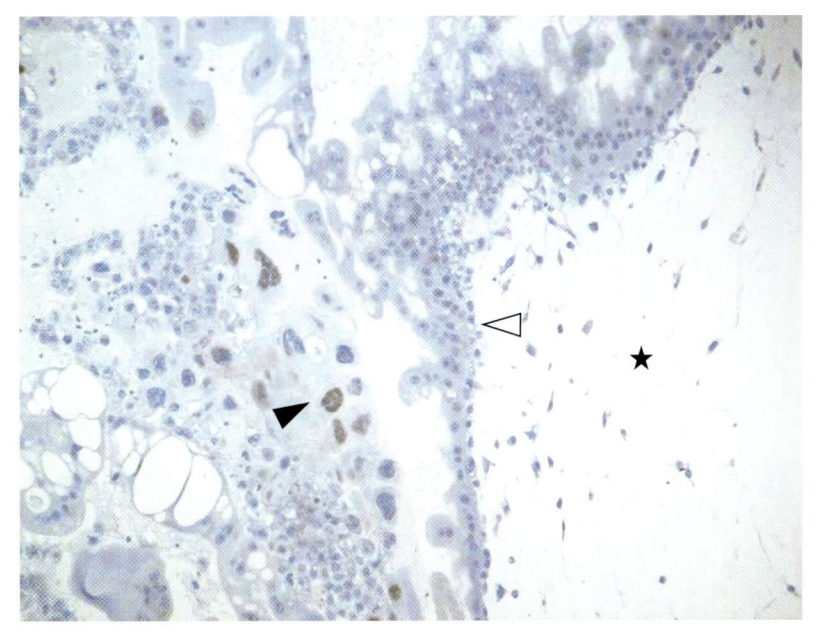

図譜 8a. 全胞状奇胎の $p57^{Kip2}$ 免疫組織化学染色（妊娠 8 週）
細胞性栄養膜細胞（△）と絨毛間質細胞（★）には $p57^{Kip2}$ の発現が認められないが，部分胞状奇胎，水腫様流産，正常妊娠ではこれらの細胞の核にも発現が認められる。なお，全胞状奇胎，部分胞状奇胎，水腫様流産，正常妊娠のいずれにおいても中間型栄養膜細胞の核には $p57^{Kip2}$ の発現を認める（▲）。

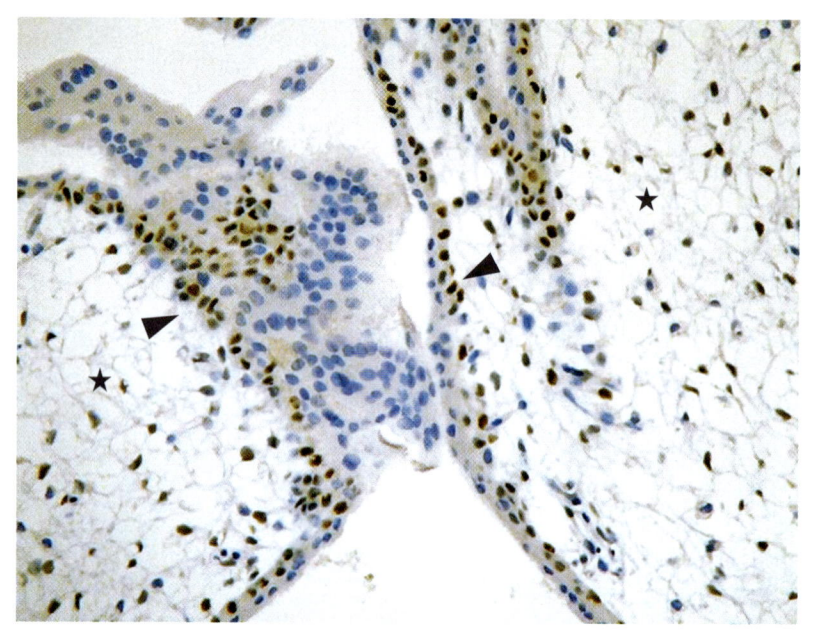

図譜 8b. 部分胞状奇胎の p57^{Kip2} 免疫組織化学染色（妊娠 9 週）

細胞性栄養膜細胞（▲）と絨毛間質細胞（★）の核に p57^{Kip2} の発現をみる。

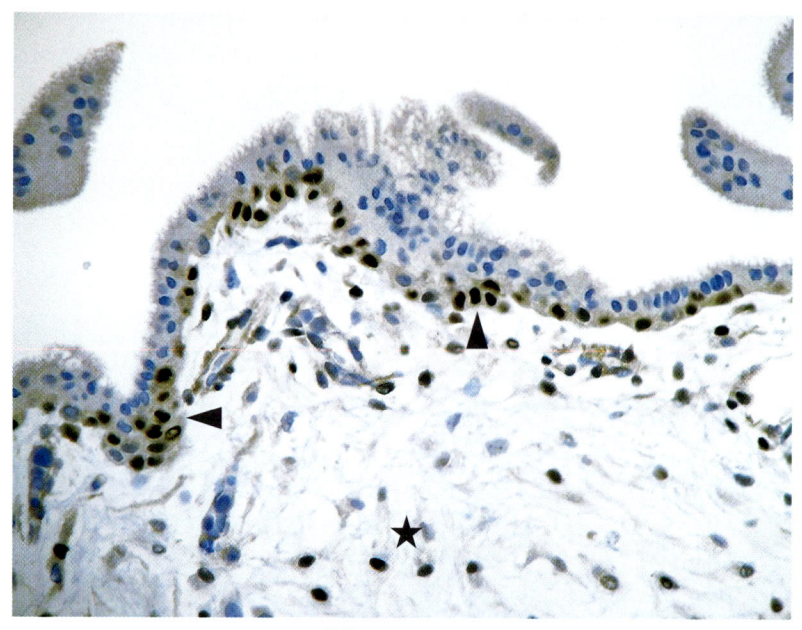

図譜 8c. 水腫様流産の p57^{Kip2} 免疫組織化学染色（妊娠 10 週）

細胞性栄養膜細胞（▲）と絨毛間質細胞（★）の核に p57^{Kip2} の発現をみる。
通常の流産においても同様の発現を認める。

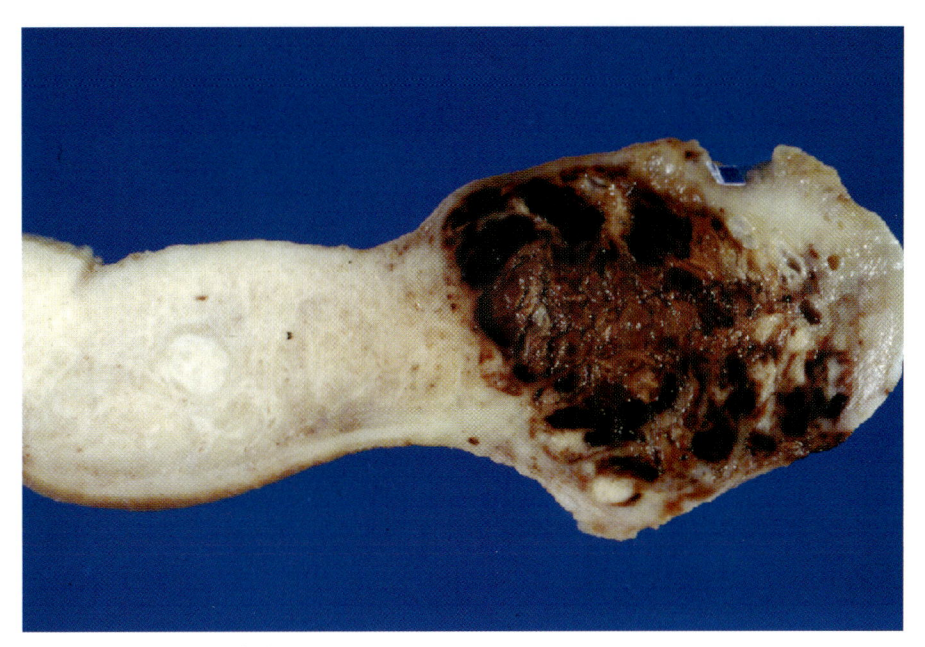

図譜 9a. 侵入胞状奇胎

子宮体下部筋層内に出血性の病変を認める。

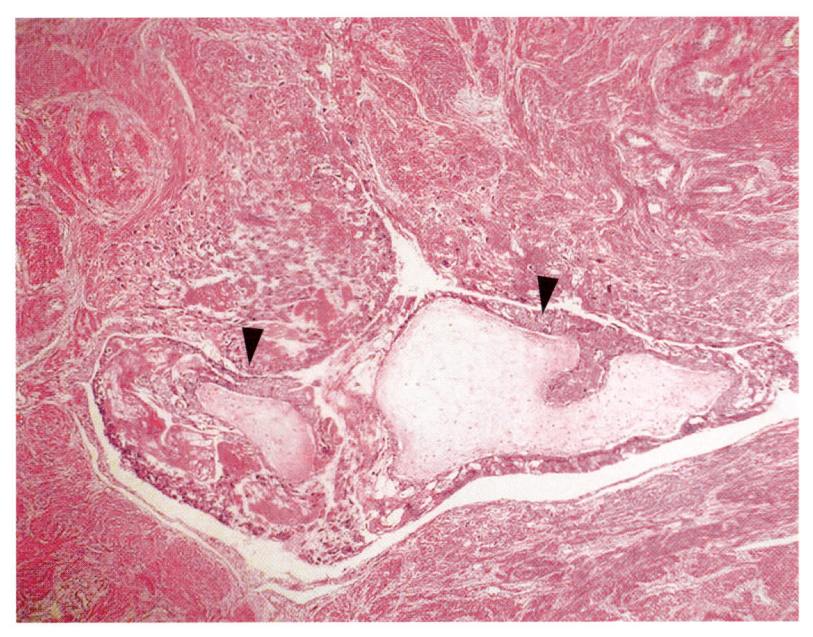

図譜 9b. 侵入胞状奇胎

筋層内に侵入する全胞状奇胎の絨毛を示す(▲)。

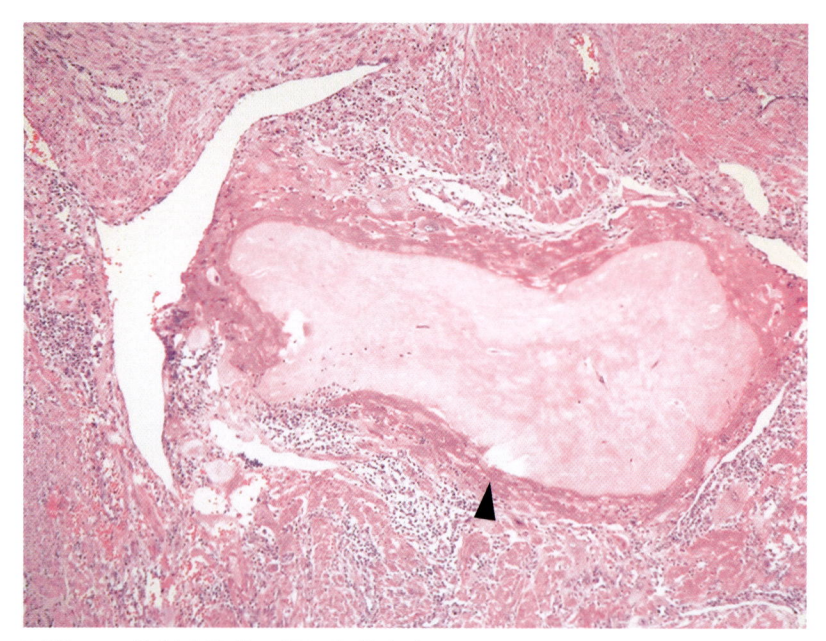

図譜 9c. 化学療法後の侵入胞状奇胎

硝子化した絨毛を筋層内に認める（▲）。

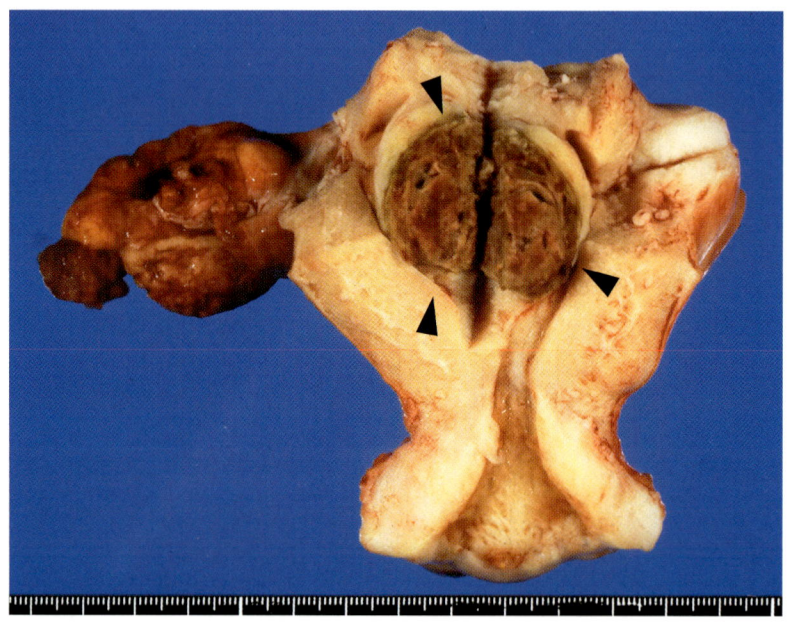

図譜 10a. 妊娠性子宮絨毛癌

子宮体上部に出血壊死を伴う結節性病変（▲）を認める。

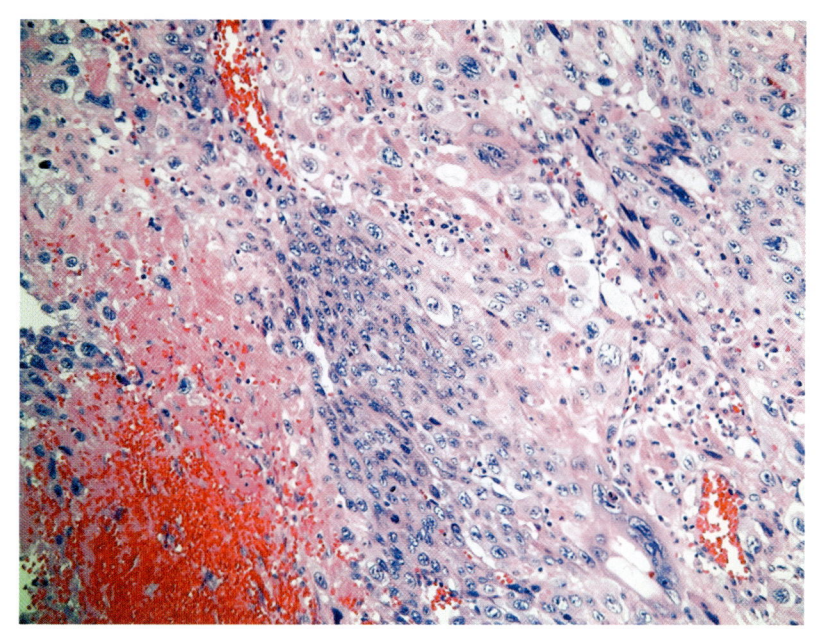

図譜 10b. 妊娠性絨毛癌

異型を示す栄養膜細胞のシート状の増殖と出血を示す。

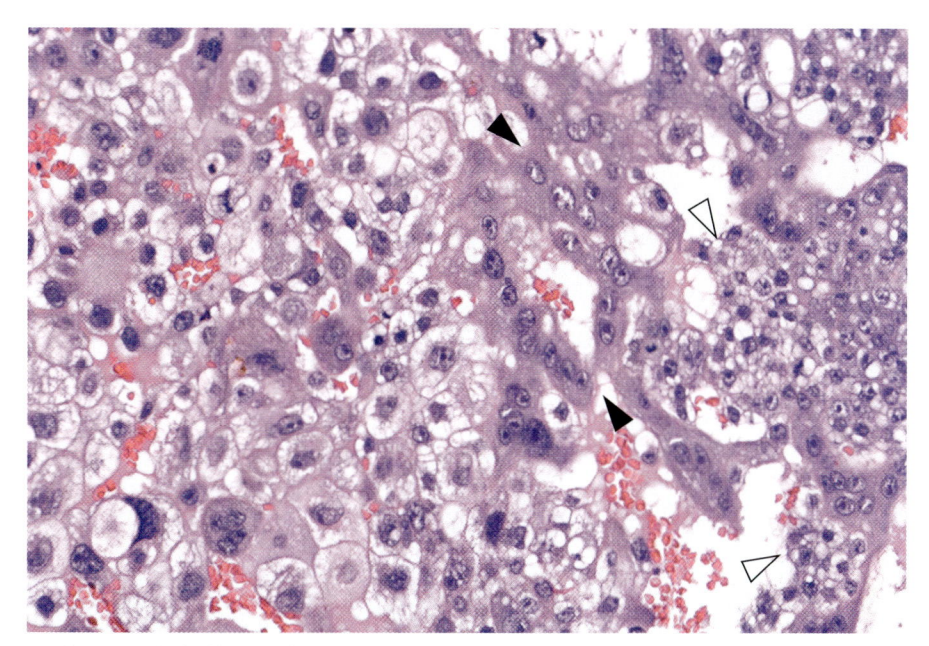

図譜 10c. 妊娠性絨毛癌

右半分では小型細胞である細胞性栄養膜細胞（△）と合胞体栄養膜細胞（▲）由来の腫瘍細胞の増殖を示し，左半分では主として異型を示す中間型栄養膜細胞由来の腫瘍細胞の増殖を示す。

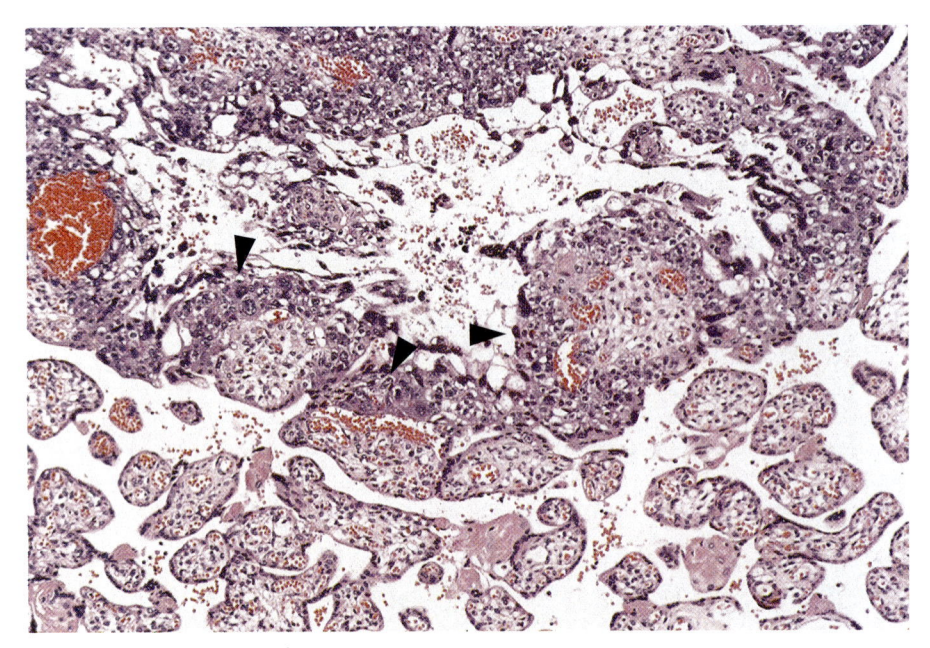

図譜 11a. 胎盤内絨毛癌

28歳, 経妊0回の女性。妊娠28週で胸部異常陰影, hCG 10^7 mIU/ml。
絨毛癌の肺転移として帝王切開術を施行した。
胎盤は肉眼的には異常は認めなかったが, 組織学的検査で数カ所に絨毛癌が見出された (▲)。
(埼玉医科大学, 畑俊夫氏提供)

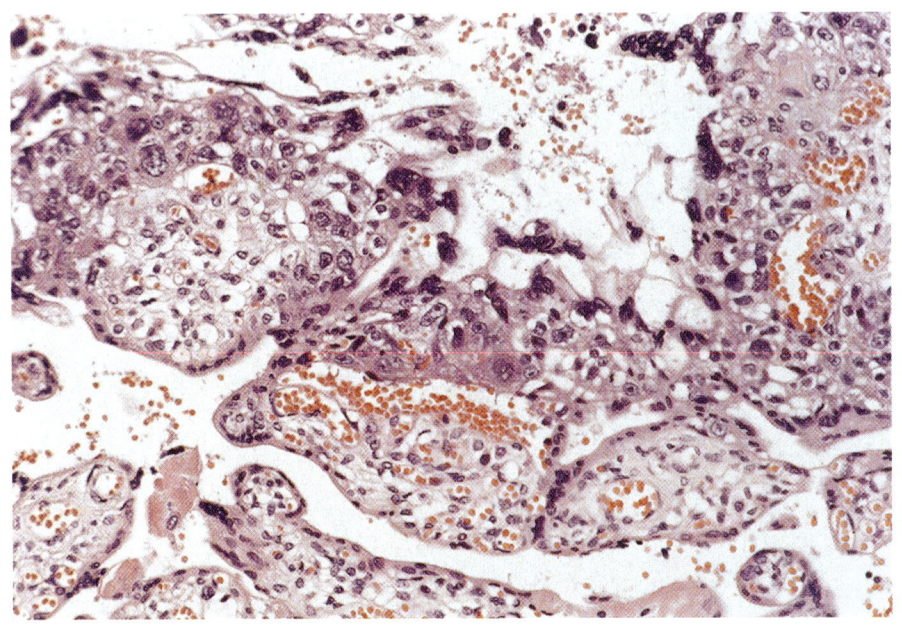

図譜 11b. 胎盤内絨毛癌

絨毛表面に異型を有する細胞性栄養膜細胞, 中間型栄養膜細胞, 合胞体栄養膜細胞由来の腫瘍細胞の増殖を認める。
(埼玉医科大学, 畑俊夫氏提供)

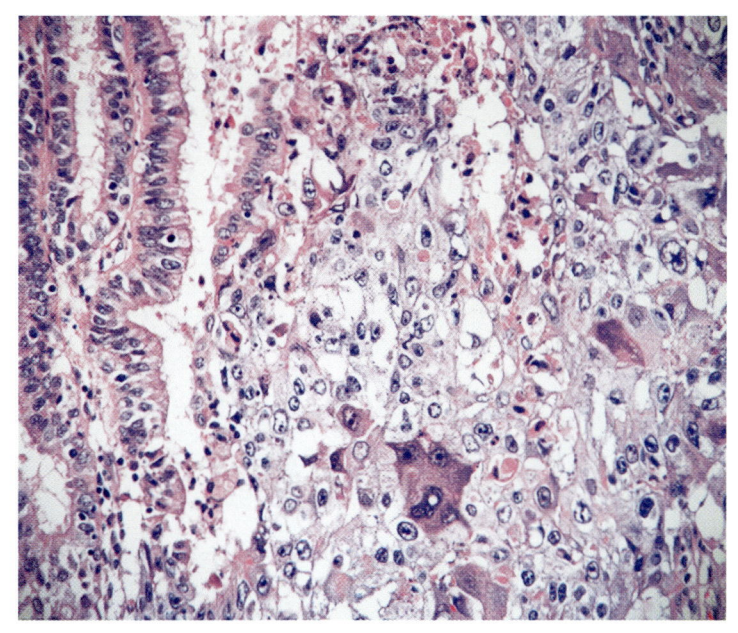

図譜 12a. 非妊娠性絨毛癌（子宮内膜）

細胞性栄養膜細胞と合胞体栄養膜細胞への分化が顕著な子宮内膜癌である。
主体は絨毛癌の像（右側）で，一部に類内膜腺癌の像（左側）を示す。

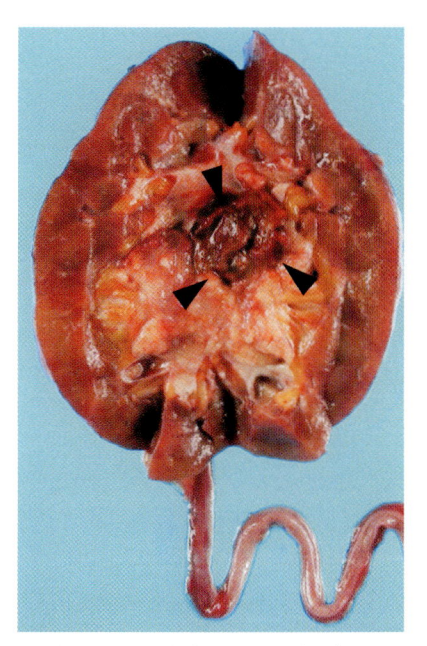

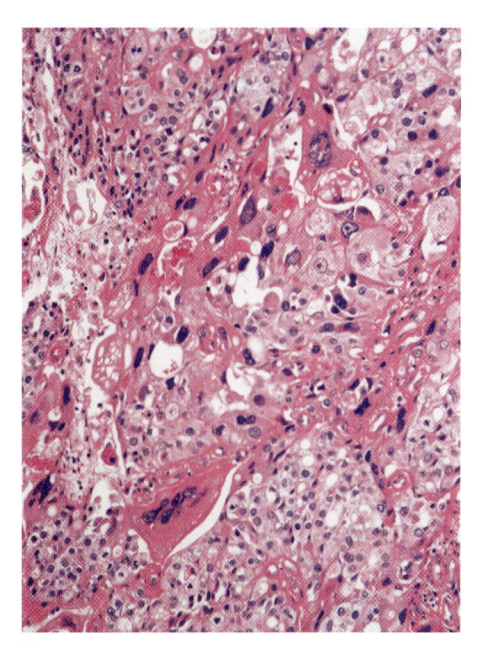

図譜 12b. 非妊娠性絨毛癌（腎盂絨毛癌）

腎盂内に出血を伴う腫瘤を認める（左図▲）。
合胞体栄養膜細胞と細胞性栄養膜細胞のシート状の増殖を示す（右図）。
他の部では通常の尿路上皮癌を認める。
（社会保険船橋中央病院，野村和史氏・巣山貴仁氏提供）。

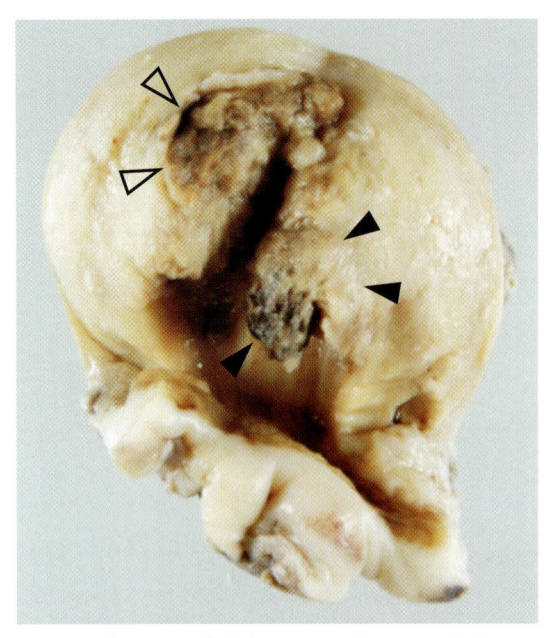

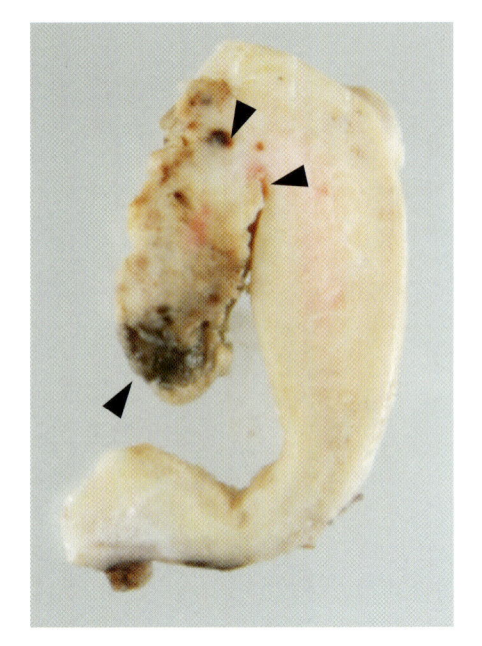

図譜 13a. 胎盤部トロホブラスト腫瘍

子宮内膜〜筋層内に発育する境界やや不明瞭，出血を伴う充実性の結節性病変を認める（▲，△）。右図は▲部の拡大。

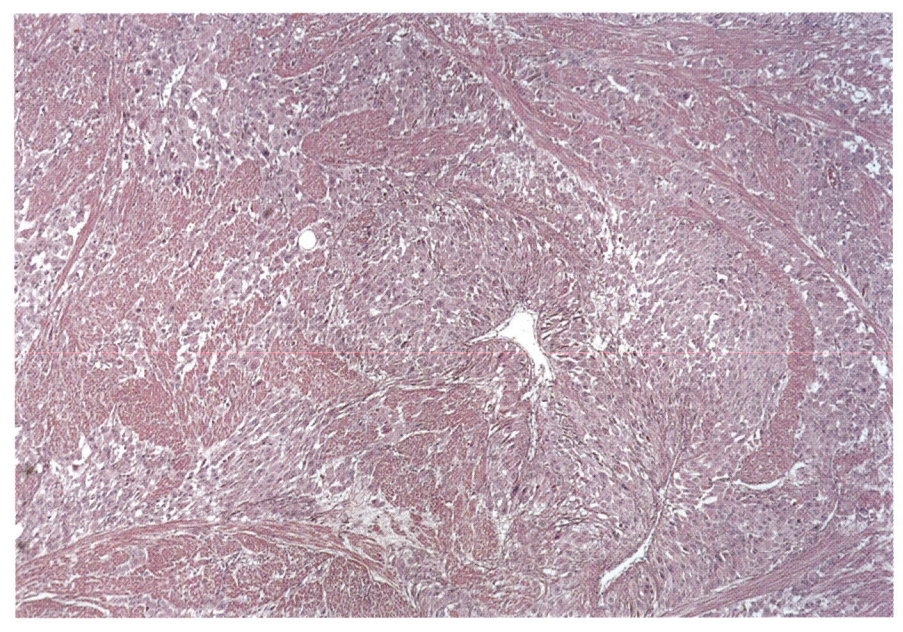

図譜 13b. 胎盤部トロホブラスト腫瘍

中間型栄養膜細胞の充実性の増殖を示す。
血管周囲に，また平滑筋束の間に分け入るようなシート状の浸潤像を認める。

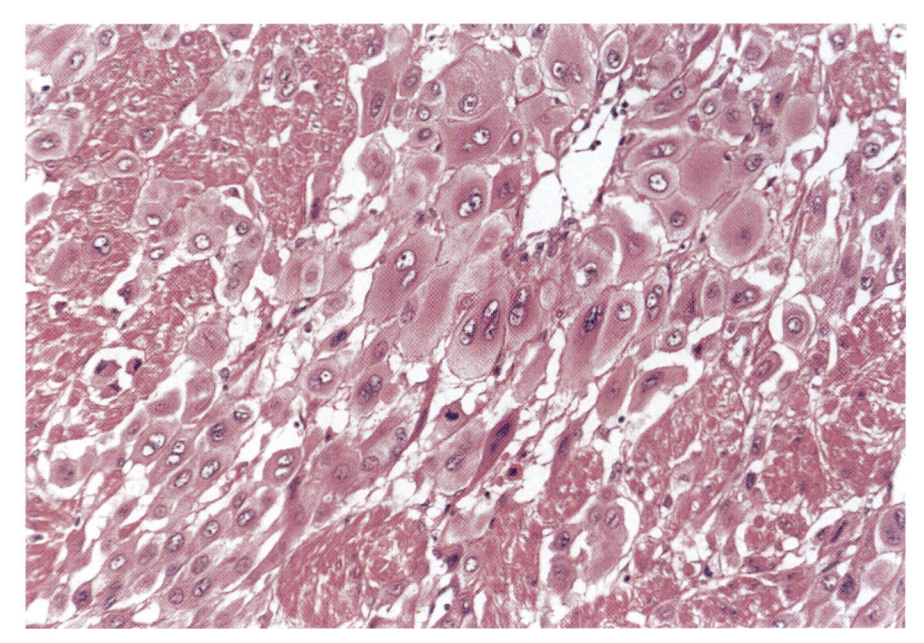

図譜13c. 胎盤部トロホブラスト腫瘍

比較的豊富な淡明ないし弱好酸性の細胞質を持つ中間型栄養膜細胞がシート状に増殖している。2核ないし多核の腫瘍細胞も混在する。

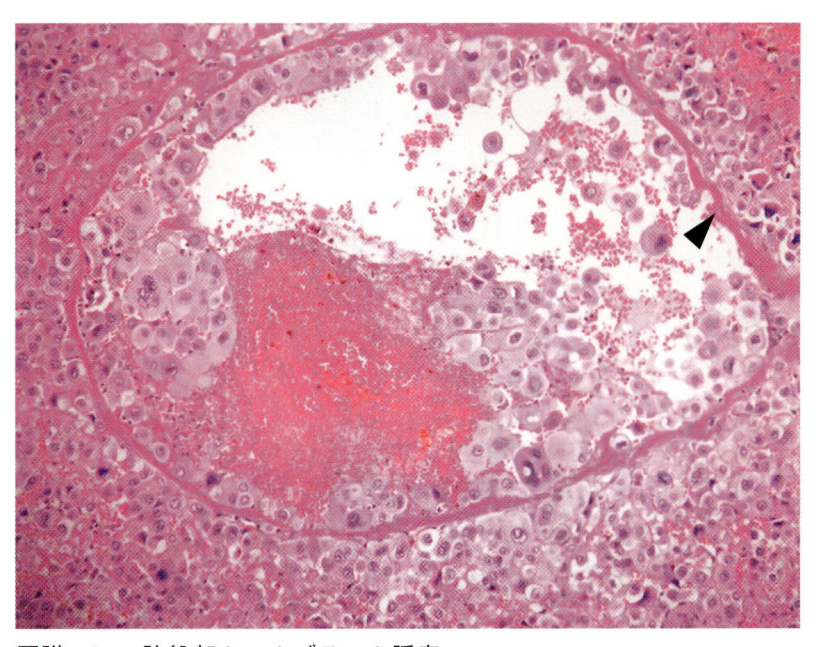

図譜13d. 胎盤部トロホブラスト腫瘍

中間型栄養膜細胞の血管周囲，血管内での密な増殖と血管壁のフィブリノイド変性（▲）を示す。

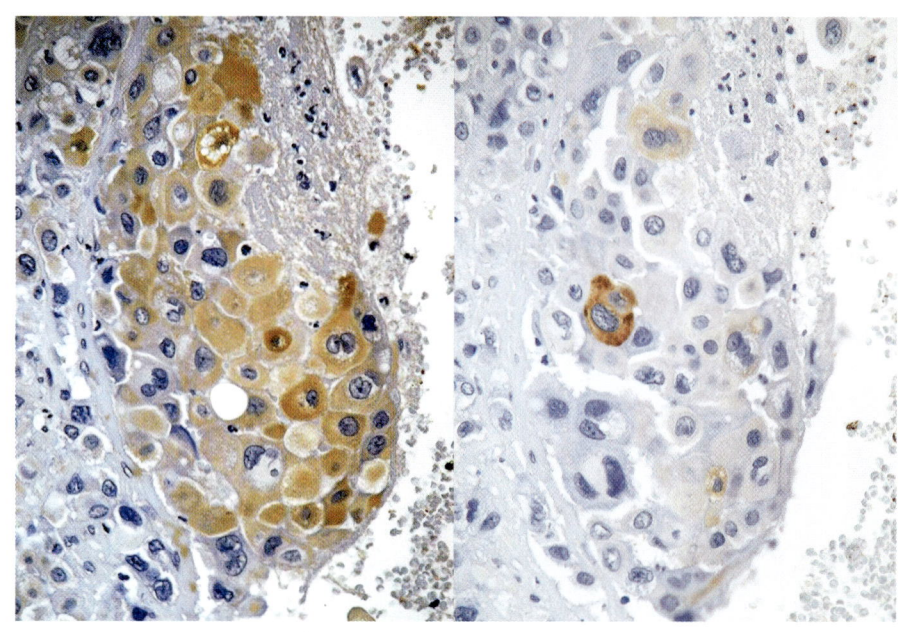

図譜 13e. 胎盤部トロホブラスト腫瘍の免疫組織化学染色

左図（抗 hPL 抗体），右図（抗 hCG 抗体）。
多くの腫瘍細胞は hPL 陽性で，hCG 陽性細胞は少数である。

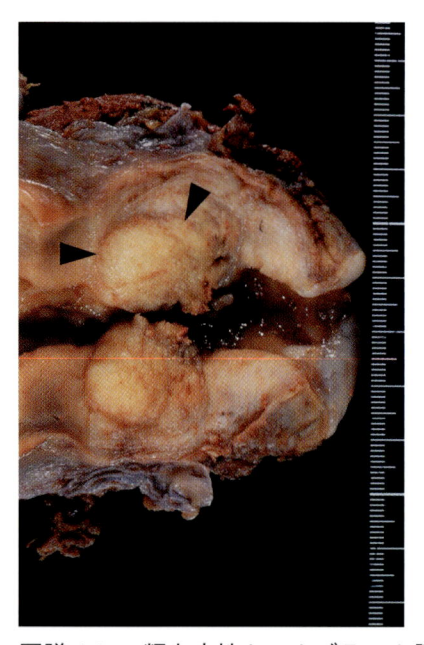

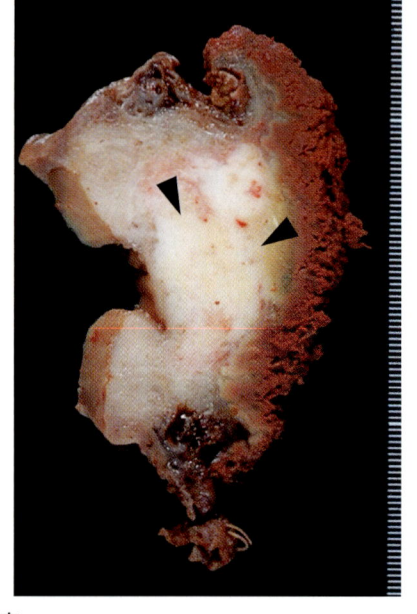

図譜 14a. 類上皮性トロホブラスト腫瘍

子宮下部に浸潤性に増殖する白色充実性の腫瘍を認める（▲）。

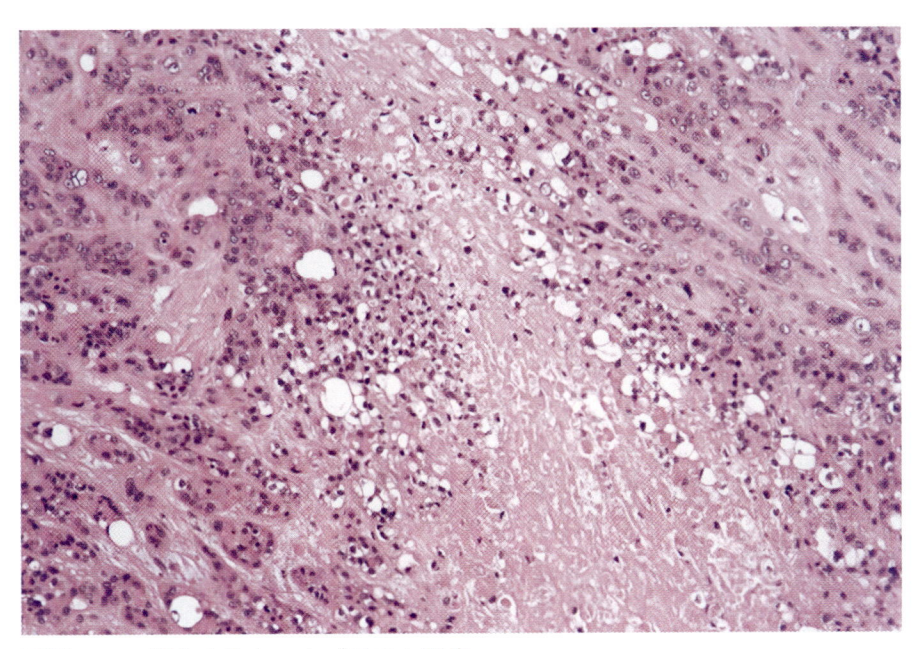

図譜 14b. 類上皮性トロホブラスト腫瘍

腫瘍細胞の胞巣状，索状の増殖と中央部の硝子様変性あるいは壊死を示す。

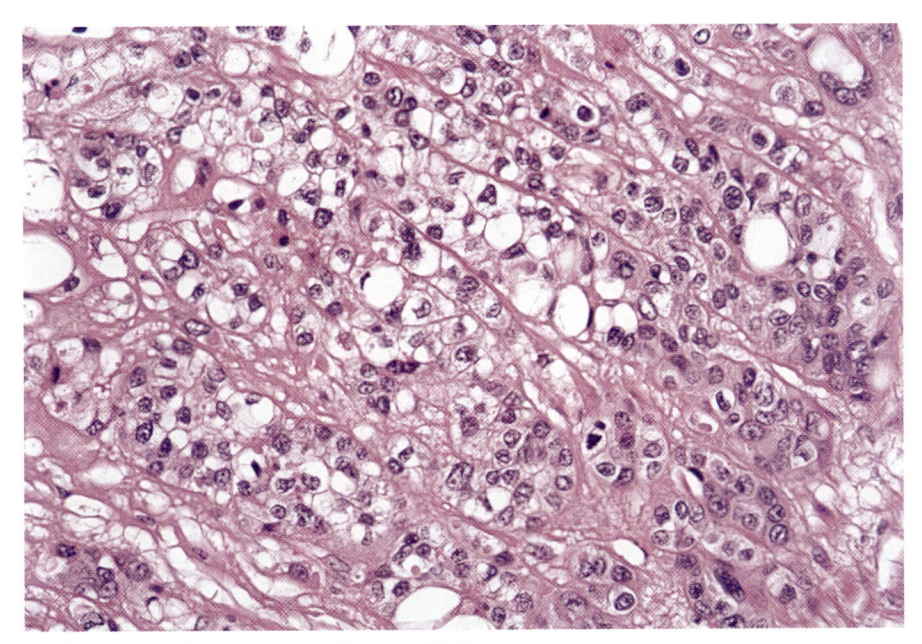

図譜 14c. 類上皮性トロホブラスト腫瘍

中間型栄養膜細胞の胞巣状，索状配列を示す。
腫瘍細胞は類円形の核と，中等量の淡明ないし弱好酸性の胞体を有する。
間質は硝子化を呈する。

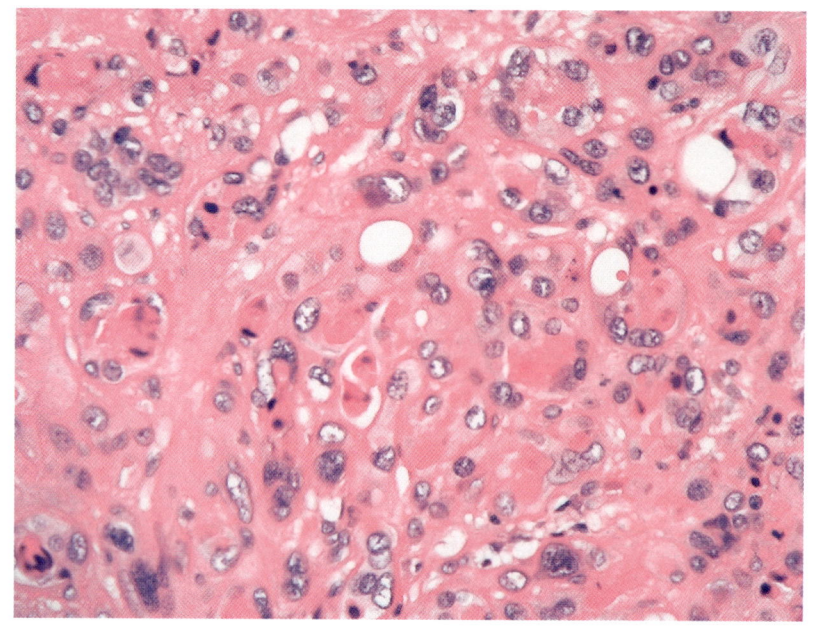

図譜 14d. 類上皮性トロホブラスト腫瘍
類円形細胞の胞巣状の増殖や細胞質の好酸性の変化が認められ，時に扁平上皮癌に類似する。

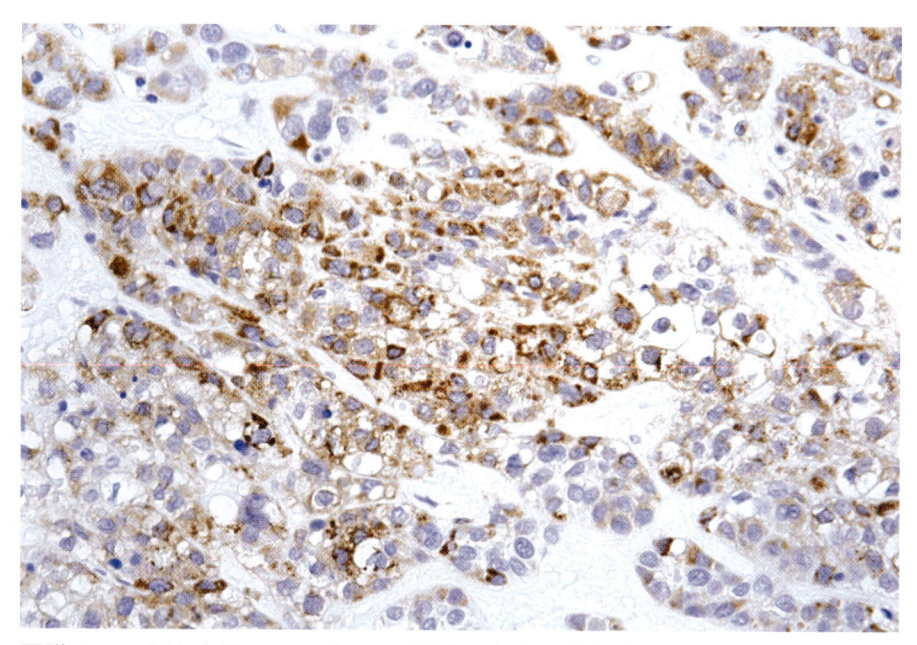

図譜 14e. 類上皮性トロホブラスト腫瘍の免疫組織化学染色
α-inhibin 陽性を示す腫瘍細胞を認める。

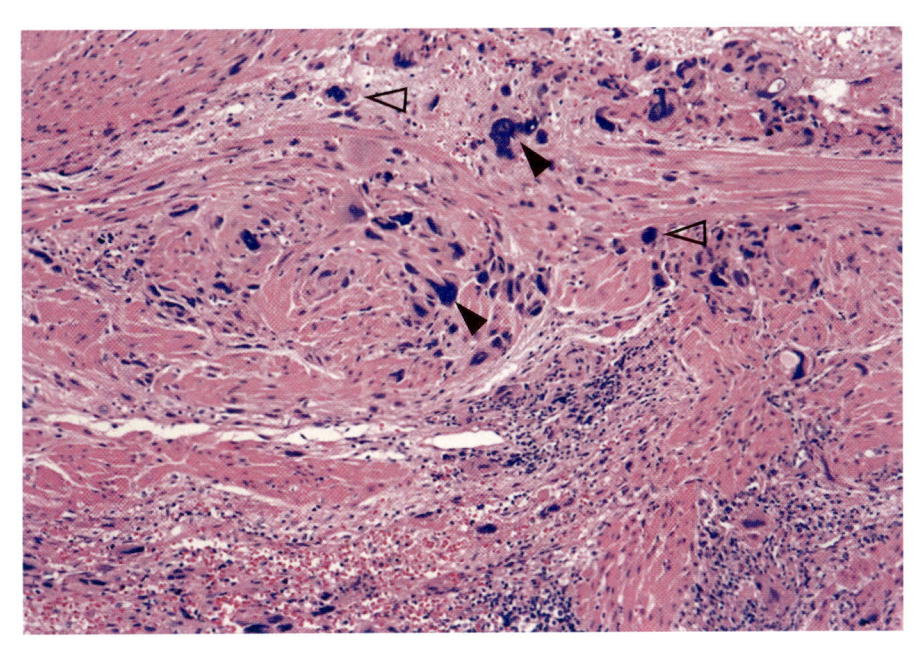

図譜 15. 過大着床部

変性した不規則な核形を示す中間型栄養膜細胞（△），合胞体栄養膜細胞（▲）の増生，リンパ球の浸潤など多彩な像を示す。

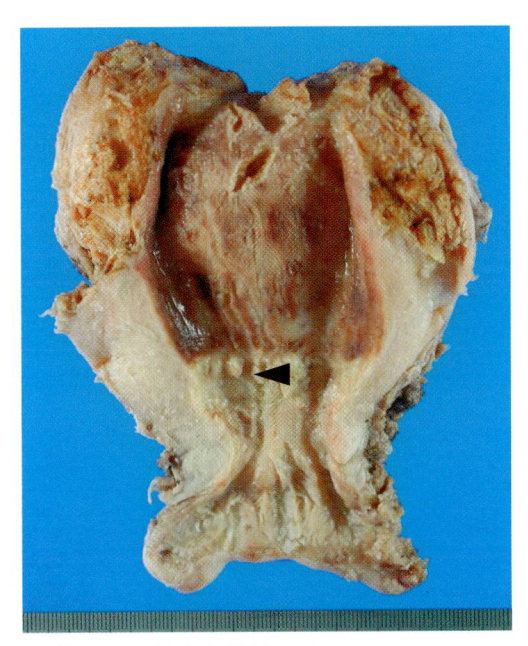

図譜 16a. 着床部結節／斑

不正子宮出血にて摘出された子宮。子宮内膜面の白色斑（▲）として認められる。
（千船病院，名方保夫氏提供）

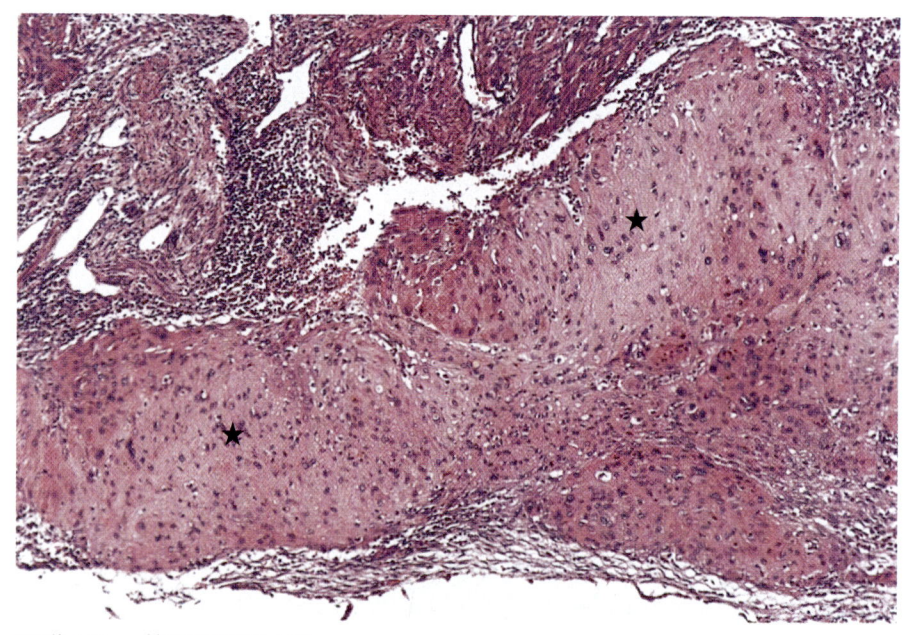

図譜 16b. 着床部結節／斑

30歳，帝王切開分娩の約8カ月後に過多月経および子宮筋腫のために子宮摘出術が施行された。子宮内膜内に斑状，結節病変を認める（★）。

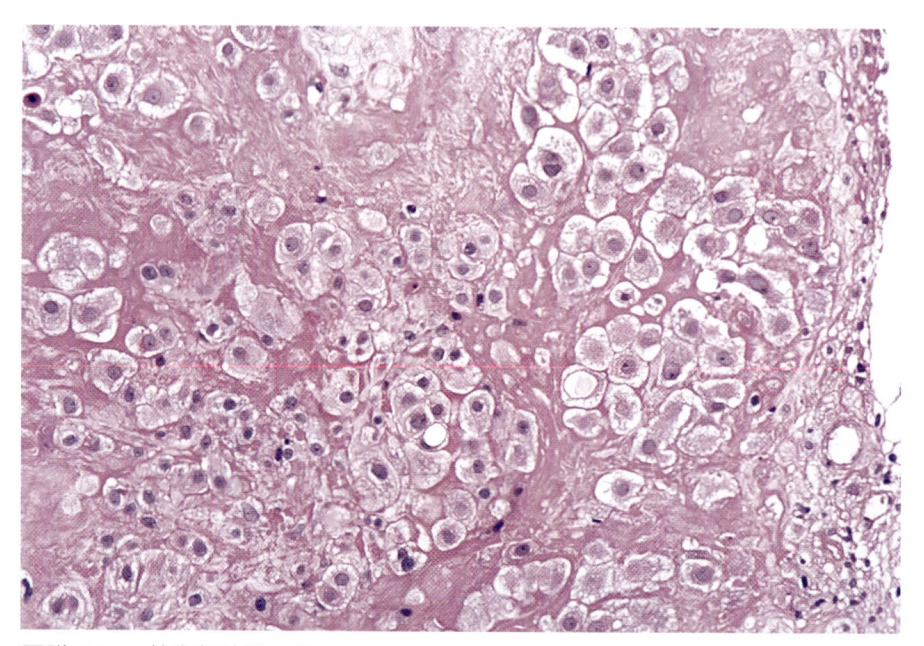

図譜 16c. 着床部結節／斑

異型のない中間型栄養膜細胞の増生と，間質の硝子様物質ないし線維素の析出を示す。

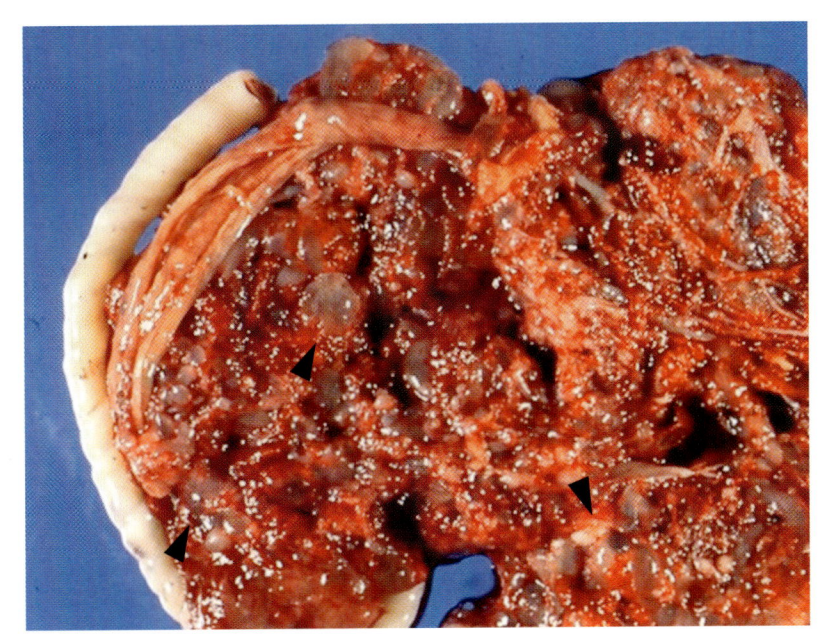

図譜 17a. 間葉性異形成胎盤（妊娠 27 週）

胎盤母体面に水腫状に腫大した絨毛（▲）を散見する。
（Pathology International, 2003 ; 53 : 810-813 に報告）

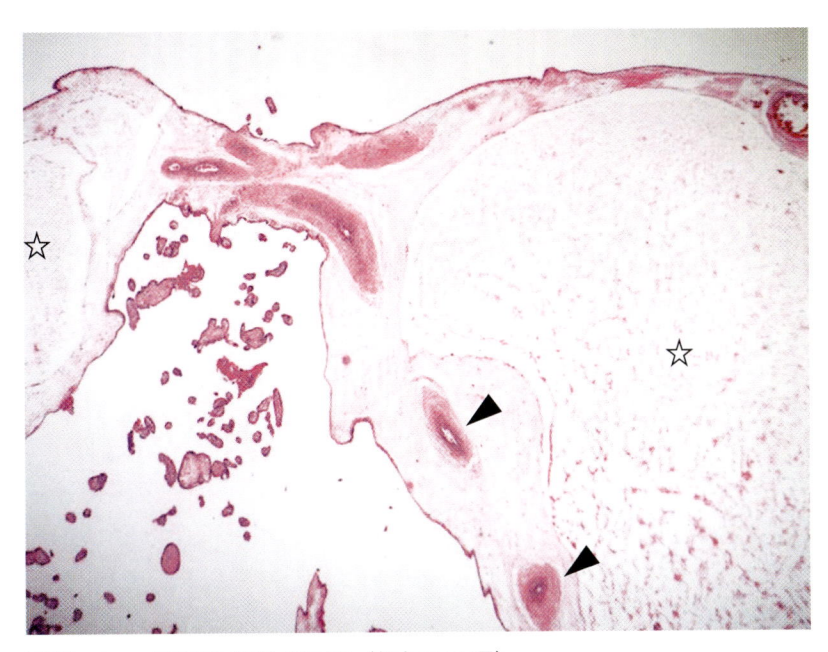

図譜 17b. 間葉性異形成胎盤（妊娠 27 週）

幹絨毛内間質に，槽の形成（☆）と壁の肥厚した血管（▲）を認める。

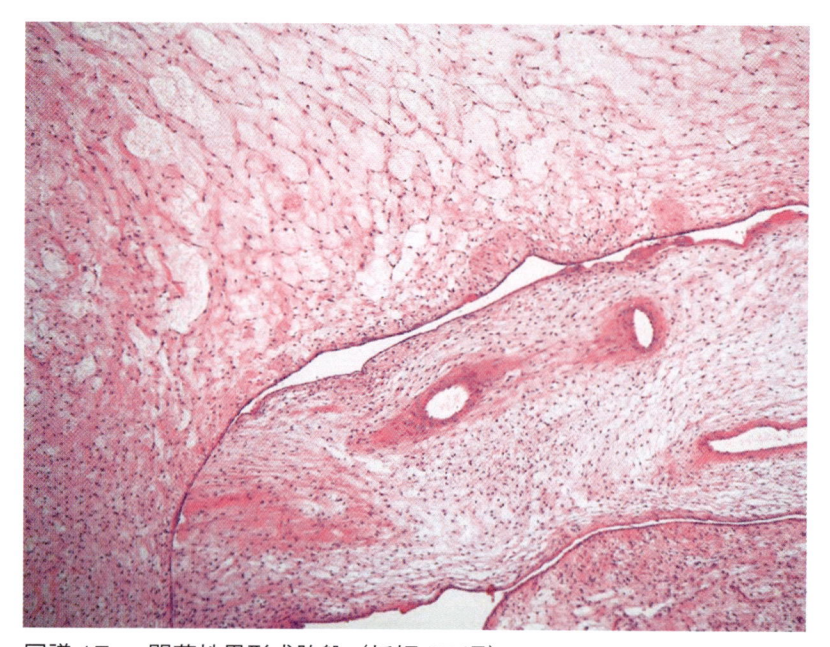

図譜 17c. 間葉性異形成胎盤（妊娠 27 週）
幹絨毛での間質細胞の増生，浮腫と壁の肥厚した血管を示す。

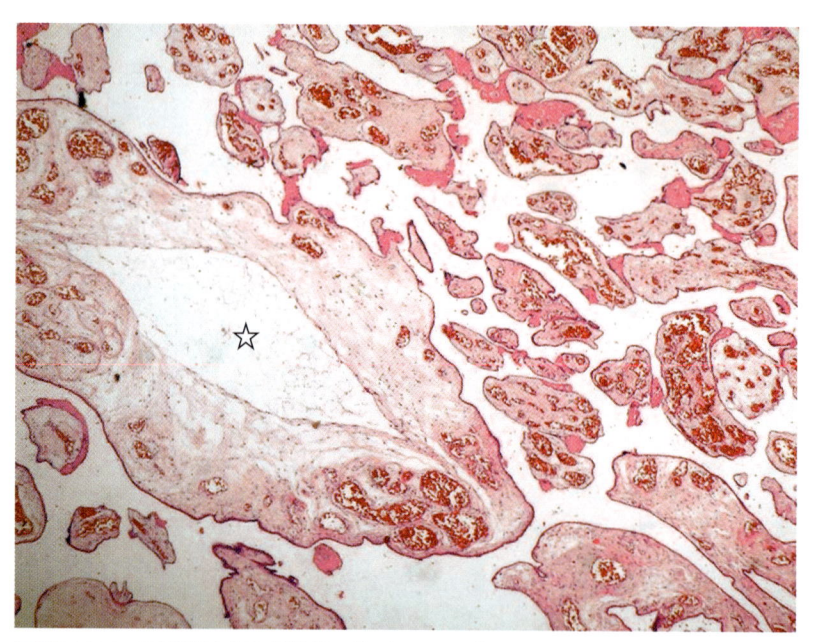

図譜 17d. 間葉性異形成胎盤（妊娠 27 週）
幹絨毛での槽形成（☆）と，多くの絨毛での血管増生を示す。
栄養膜細胞の増生は認められない。

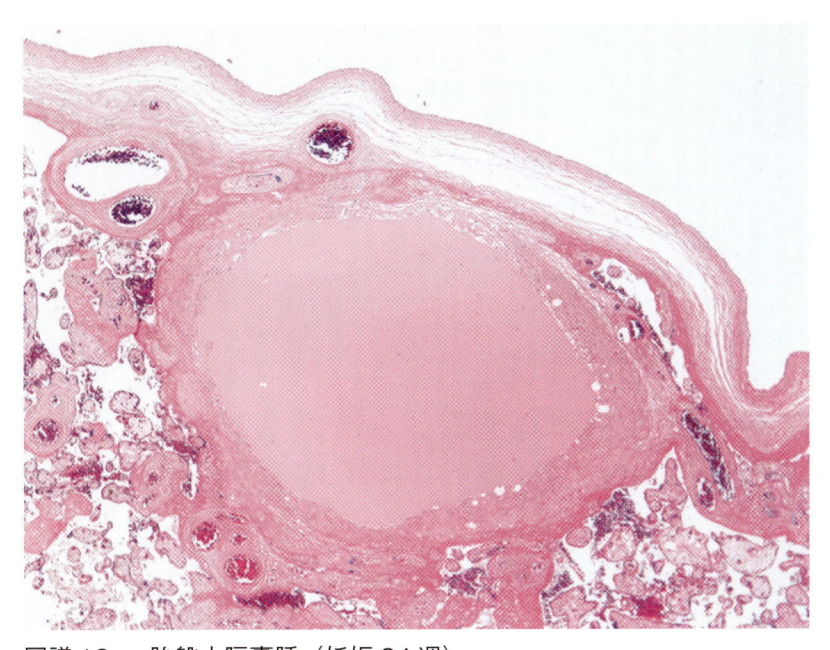

図譜 18a. 胎盤中隔嚢腫（妊娠 34 週）

隔壁のある単房性嚢胞で，好酸性の液状物を容れる。
壁は胞状奇胎に比して厚く，間葉性異形成胎盤のような血管増生は認めない。

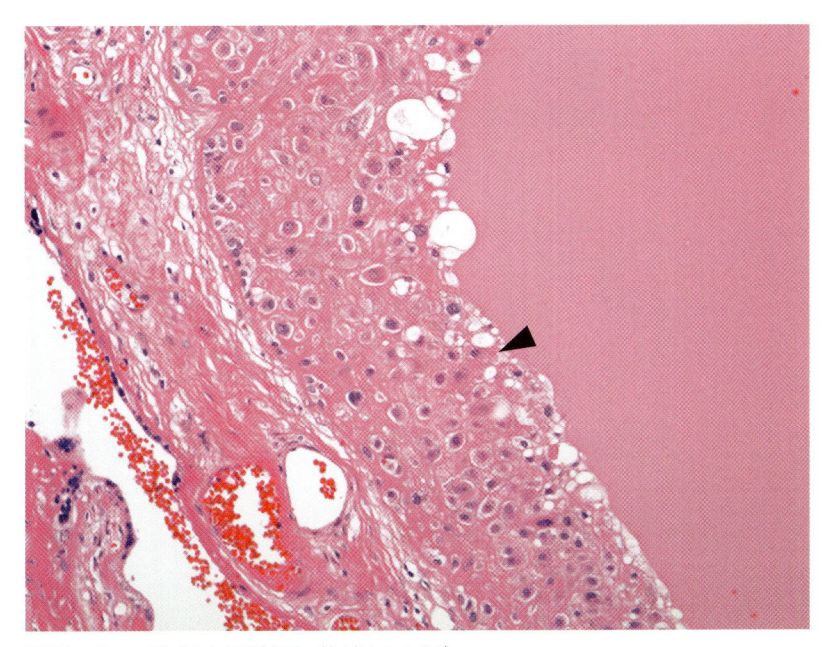

図譜 18b. 胎盤中隔嚢腫（妊娠 34 週）

嚢腫壁には脱落膜組織を認める（▲）。

絨毛性疾患取扱い規約

1988年 9月29日	第1版発行	
1995年 8月31日	第2版発行	
2011年 7月22日	第3版第1刷発行	
2021年 6月30日	第5刷発行	

編　者　日本産科婦人科学会・日本病理学会

発行者　福村　直樹

発行所　金原出版株式会社

〒113-0034 東京都文京区湯島 2-31-14
電話　編集 (03)3811-7162
　　　営業 (03)3811-7184
FAX　　(03)3813-0288
振替口座　00120-4-151494
http://www.kanehara-shuppan.co.jp/

ISBN 978-4-307-30108-4

Ⓒ日本産科婦人科学会・日本病理学会, 1988, 2011

検印省略

Printed in Japan

印刷・製本／横山印刷

JCOPY <出版者著作権管理機構 委託出版物>
本書の無断複製は著作権法上での例外を除き禁じられています。複製される場合は，そのつど事前に，出版者著作権管理機構(電話 03-5244-5088, FAX 03-5244-5089, e-mail: info@jcopy.or.jp)の許諾を得てください。

小社は捺印または貼付紙をもって定価を変更致しません。
乱丁，落丁のものは小社またはお買い上げ書店にてお取り替え致します。

金原出版【取扱い規約】

2021年8月 最新情報

書名	版	編者	本体価格
領域横断的がん取扱い規約	第1版	日本癌治療学会／日本病理学会 編	8,500円
癌取扱い規約 ―抜粋― 消化器癌・乳癌	第13版	金原出版 編集部 編	3,800円
婦人科がん取扱い規約 抜粋	第3版	日本産科婦人科学会／日本病理学会／日本医学放射線学会／日本放射線腫瘍学会 編	4,200円
臨床病理 食道癌取扱い規約	第11版	日本食道学会 編	3,800円
食道アカラシア取扱い規約	第4版	日本食道学会 編	2,000円
胃癌取扱い規約	第15版	日本胃癌学会 編	3,800円
大腸癌取扱い規約	第9版	大腸癌研究会 編	3,800円
門脈圧亢進症取扱い規約	第3版	日本門脈圧亢進症学会 編	4,600円
臨床病理 原発性肝癌取扱い規約	第6版補訂版	日本肝癌研究会 編	3,500円
臨床病理 胆道癌取扱い規約	第7版	日本肝胆膵外科学会 編	3,900円
膵癌取扱い規約	第7版増補版	日本膵臓学会 編	3,800円
臨床病理 脳腫瘍取扱い規約	第4版	日本脳神経外科学会／日本病理学会 編	10,000円
頭頸部癌取扱い規約	第6版補訂版	日本頭頸部癌学会 編	3,600円
甲状腺癌取扱い規約	第8版	日本内分泌外科学会／日本甲状腺病理学会 編	3,400円
臨床病理 肺癌取扱い規約	第8版補訂版	日本肺癌学会 編	6,700円
中皮腫瘍取扱い規約	第1版	石綿・中皮腫研究会／日本中皮腫研究機構／日本肺癌学会 編	4,000円
臨床病理 乳癌取扱い規約	第18版	日本乳癌学会 編	4,000円
皮膚悪性腫瘍取扱い規約	第2版	日本皮膚悪性腫瘍学会 編	7,000円
整形外科病理 悪性骨腫瘍取扱い規約	第4版	日本整形外科学会／日本病理学会 編	7,000円
整形外科病理 悪性軟部腫瘍取扱い規約	第3版	日本整形外科学会／骨・軟部腫瘍委員会 編	6,800円
子宮頸癌取扱い規約【臨床編】	第4版	日本産科婦人科学会／日本病理学会／日本医学放射線学会／日本放射線腫瘍学会 編	4,000円
子宮頸癌取扱い規約【病理編】	第4版	日本産科婦人科学会／日本病理学会 編	4,000円
子宮体癌取扱い規約【病理編】	第4版	日本産科婦人科学会／日本病理学会 編	4,000円
子宮内膜症取扱い規約 第2部【診療編】	第3版	日本産科婦人科学会 編	4,500円
卵巣腫瘍・卵管癌・腹膜癌取扱い規約【臨床編】	第1版	日本産科婦人科学会／日本病理学会 編	2,500円
卵巣腫瘍・卵管癌・腹膜癌取扱い規約【病理編】	第1版	日本産科婦人科学会／日本病理学会 編	6,500円
絨毛性疾患取扱い規約	第3版	日本産科婦人科学会／日本病理学会 編	4,000円
腎生検病理診断取扱い規約	第1版	日本腎臓協会／日本腎臓学会腎病理標準化委員会 編	4,000円
副腎腫瘍取扱い規約	第3版	日本泌尿器科学会／日本病理学会／他 編	4,000円
精巣腫瘍取扱い規約	第4版	日本泌尿器科学会／日本病理学会／他 編	4,000円
口腔癌取扱い規約	第2版	日本口腔腫瘍学会 編	3,800円
造血器腫瘍取扱い規約	第1版	日本血液学会／日本リンパ網内系学会 編	5,600円

金原出版　〒113-0034 東京都文京区湯島2-31-14　TEL 03-3811-7184（営業部直通）　FAX 03-3813-0288

本の詳細、ご注文等はこちらから　https://www.kanehara-shuppan.co.jp/